医療従事者のための情報リテラシー

静岡県立大学 名誉教授・日本医療秘書実務学会 名誉会長
中村 健壽 [監修]

日本経済大学 講師
森 由紀 [著]

第2版

日経BP社

はじめに

　ICT化が進み、情報化時代と呼ばれる今日、コンピュータを中心とした情報技術の発展は、さまざまな可能性と変化をもたらしています。それら情報技術を活用しながら、多くの情報を収集し、加工し、判断する能力は、経済活動においてだけではなく、生活という観点からも必要となってきています。

　医療現場における電子化・情報化は今後もさらに広がっていくと考えられます。現在システムが導入されていない医療機関でも、近い将来導入される可能性は非常に高くなっています。したがって医療の分野で活躍することを希望している学生が、医療現場で必要とされる情報リテラシーの基礎を身に付けておくことは、学生の将来にとっても病院側にとっても望ましいことといえるでしょう。また、すでに医療の現場で業務に従事している方にとっても、情報リテラシーを身に付けることは非常に大切なことです。

　情報リテラシーという言葉は、情報を読み書きできる能力、つまり最も基本的な能力のことを指します。ただし、現在の情報リテラシーの意味合いは、「読み書きできる能力」だけにとどまらず、情報活用能力ともいわれ、情報活用の実践力、情報の科学的な理解、情報社会に参画する態度までも求められるようになっています。

　著者は、情報教育に携わる中、情報リテラシーを習得するためにさまざまな試みを行い、学生にとって理解しやすい、あるいは興味を持って臨めるような課題、内容を探求してきました。本書は、その教育経験を基に、「医療」をテーマに、コンピュータ概論、Word、Excel、PowerPoint、情報セキュリティと情報モラルという内容で構成しています。そしてすべてのLessonで医療に関係ある題材で学習できるようにしています。

　今回、第2版を執筆するにあたり、構成を、より学校現場で使いやすいように、15コマ対応に変更しました。本書が、すでに医療に従事している人だけでなく、これから医療従事者を目指す学生諸君にとって情報リテラシーを身に付けるきっかけになり、日常業務や研究に役立つことを願っています。

森　由紀

監修にあたって

　医療環境の変化は目を見張るものがあります。その1つは、医師を頂点とした医療が、患者やその家族を中心とした医療、すなわちチーム医療の時代になってきたことです。また、『平成7年版厚生白書』に医療がサービス業として登場して以来、「質の高い医療サービスの提供」が医療機関の責務となっています。

　高質、安心・安全な医療サービスを受けることは、国民すべてが希望するところであり、希求するところです。実は、それを支える重要な要素の1つが医療分野の電子化、情報化です。医療分野の情報化は、さまざまな取り組みが行われています。

　2001年に厚生労働省が「保健医療分野の情報化にむけてのグランドデザイン」を、2003年には内閣官房IT戦略本部が「e-Japan 戦略Ⅱ」を決定し、電子カルテやレセプトのオンライン化に関する普及目標が示されました。

　その後、医療現場の電子カルテシステムやレセプト電算処理システム、電子カルテオーダリングシステム、物流管理システムなどの導入が進展しています。それは情報の提供ために、質の向上（安全）のために、効率化のために、さらには病院経営のために有効であるからです。

　そのような状況から、看護・福祉などの医療に従事する者にとって、情報リテラシーは必要不可欠なことなのです。

　さて、本書は、2015年に『医療従事者のための情報リテラシー』を発行しましたが、今後さらに電子化、情報化が拡大していくことを見据えて、改訂されたものです。

　内容は、医療の分野で医療従事者として活躍していこうとする若い人びとを対象に、新進気鋭の研究者である著者の森由紀先生が自らの情報リテラシー教育の豊かな経験に基づいて、医療現場の新しい動向を踏まえ、Office2016に対応して、コンピュータの基本から、Word、Excel、PowerPointの実際までを理解し、実践に適応する情報リテラシーを開発し、向上することを目的として書かれたものです。

　情報リテラシーの学習経験がない人でも、医療現場で発生する題材に基づいた演習や練習問題に従った学習形式でステップアップすることができる斬新な内容で構成されています。

　医療従事者としての夢を実現するために、意欲的・積極的に学習を続けて情報リテラシーを確実に身に付けてください。

2018年3月吉日

監修者　中村　健壽

Contents

はじめに ……………………………………………………………………… iii
監修者より …………………………………………………………………… iv

Lesson 1 コンピュータ概論　　1

- 1-1　コンピュータの種類 …………………………………………………… 2
- 1-2　コンピュータの5大装置 ……………………………………………… 4
- 1-3　コンピュータで用いられる単位 ……………………………………… 5
- 1-4　ハードウェア …………………………………………………………… 6
  - 1-4-1　CPU（中央演算処理装置）……………………………………… 6
  - 1-4-2　メモリ ……………………………………………………………… 6
  - 1-4-3　補助記憶装置 ……………………………………………………… 7
  - 1-4-4　入力装置 …………………………………………………………… 8
  - 1-4-5　出力装置 …………………………………………………………… 11
- 1-5　ソフトウェア …………………………………………………………… 13
  - 1-5-1　OS（Operating System）……………………………………… 13

Lesson 2 文字入力とファイル管理　　17

- 2-1　Wordの基本操作 ……………………………………………………… 18
  - 2-1-1　Wordの画面構成 ………………………………………………… 18
  - 2-1-2　各部の機能 ………………………………………………………… 19
- 2-2　文字入力 ………………………………………………………………… 20
  - 2-2-1　キーボードの基本 ………………………………………………… 20
  - 2-2-2　タッチタイピング ………………………………………………… 20
  - 2-2-3　入力モード ………………………………………………………… 21
  - 2-2-4　カタカナの入力 …………………………………………………… 21
  - 2-2-5　英数文字の入力 …………………………………………………… 22
  - 2-2-6　記号の入力 ………………………………………………………… 22
  - 2-2-7　記号と特殊文字 …………………………………………………… 22
  - 2-2-8　手書き入力 ………………………………………………………… 23
  - 2-2-9　変換 ………………………………………………………………… 24
  - 2-2-10　保存 ……………………………………………………………… 24
  - 2-2-11　ファイル管理 …………………………………………………… 25
- 2-3　文章の入力 ……………………………………………………………… 27
  - 2-3-1　ページ設定 ………………………………………………………… 27
  - 2-3-2　文章の入力 ………………………………………………………… 28
  - 2-2-4　文書の保存 ………………………………………………………… 29

Lesson 3 基本的な文書の作成　31

- **3-1** 文書の作成 ……………………………………………… 32
  - **3-1-1** LESSON 3の文書の用意 ………………………… 34
  - **3-1-2** 文書の編集 …………………………………………… 34
  - **3-1-3** 文書の印刷 …………………………………………… 39

Lesson 4 ビジネス文書の作成　41

- **4-1** ビジネス文書の作成 ……………………………………… 42
  - **4-1-1** ビジネス文書の種類 ………………………………… 42
  - **4-1-2** ビジネス文書の構成 ………………………………… 42
  - **4-1-3** LESSON 4の文書の準備 ………………………… 44
  - **4-1-4** 文書の編集 …………………………………………… 47

Lesson 5 表の作成　49

- **5-1** 表の作成 …………………………………………………… 50
  - **5-1-1** LESSON 5の文書の準備 ………………………… 51
  - **5-1-2** 表の挿入 ……………………………………………… 51
  - **5-1-3** 文書の編集 …………………………………………… 54

Lesson 6 図形とイラストの挿入　57

- **6-1** 図形の挿入 ………………………………………………… 58
  - **6-1-1** LESSON 6の文書の準備 ………………………… 58
  - **6-1-2** 図形の挿入 …………………………………………… 59
  - **6-1-3** 図の書式設定 ………………………………………… 61
- **6-2** イラストの挿入 …………………………………………… 67
- **6-3** ワードアートの挿入 ……………………………………… 68

Lesson 7 集計表の作成　73

- **7-1** Excelの基本操作 ………………………………………… 74
  - **7-1-1** 画面構成 ……………………………………………… 74

7-1-2	各部の機能	75
7-1-3	マウスポインタの形	75

7-2 データ入力の基礎 … 76
- 7-2-1　データ入力 … 76
- 7-2-2　アクティブセルの移動 … 77
- 7-2-3　データの移動とコピー … 77
- 7-2-4　データの削除 … 79

7-3 数式を使った表作成 … 80
- 7-3-1　数式の入力 … 80
- 7-3-2　数式のコピー … 82
- 7-3-3　表示形式の設定 … 82
- 7-3-4　データの配置 … 83
- 7-3-5　罫線の設定 … 84

Lesson 8　関数を使った表計算1　　87

8-1 関数を使った表作成 … 88
- 8-1-1　オートフィル … 88
- 8-1-2　行と列の挿入 … 89
- 8-1-3　関数の入力（SUM関数） … 91
- 8-1-4　LESSON 8-2のデータの準備 … 97
- 8-1-5　関数の入力（AVERAGE関数） … 98
- 8-1-6　関数の入力（MAX関数とMIN関数） … 99

Lesson 9　関数を使った表作成2　　103

- 9-1　LESSON 9-1のデータの準備 … 104
- 9-2　関数の入力（COUNT関数とCOUNTA関数） … 105
- 9-3　関数の入力（RANK.EQ関数） … 107
- 9-4　LESSON 9-2のデータの準備 … 109
- 9-5　関数の入力（IF関数） … 110

Lesson 10　統計処理　　113

10-1 統計ってどんなもの？ … 114
- 10-1-1　辞書にはどう書いてあるの？ … 114
- 10-1-2　統計をグラフに表そう … 114

10-2 統計の基本用語 … 116

10-3 代表値を算出する … 122
- 10-3-1　LESSON 10のデータの準備 … 122

vii

	10-3-2	丸め（ROUND関数）	125
	10-3-3	中央値（MEDIAN関数）	127
	10-3-4	最頻値（MODE関数）	128
10-4		その他の統計関数	130

Lesson 11　データとグラフ　131

11-1		データとグラフ	132
	11-1-1	グラフの種類	132
	11-1-2	LESSON 11のデータの準備	133
	11-1-3	縦棒グラフの作成	134
	11-1-4	折れ線グラフの作成	137
	11-1-5	円グラフの作成	139

Lesson 12　データの活用　143

12-1	LESSON12-1のデータの準備	144
12-2	今日の日付の入力（TODAY関数）	145
12-3	年齢の計算（DATEDIF関数）	146
12-4	データの参照（VLOOKUP関数）	148
12-5	LESSON 12-2のデータの準備	150
12-6	IF関数のネスト	151

Lesson 13　プレゼンテーションの作成　155

13-1		PowerPointの基本操作	156
	13-1-1	PowerPointの画面構成	156
	13-1-2	各部の機能	157
13-2		表示モードの切り替え	158
13-3		プレゼンテーションの作成	159
	13-3-1	プレゼンテーションの新規作成	160
	13-3-2	プレースホルダーとテキスト	161
	13-3-3	新しいスライドの挿入	161
	13-3-4	行間の変更	163
	13-3-5	箇条書きの編集	164
	13-3-6	テキストボックスの挿入	166
	13-3-7	図形の挿入	167
	13-3-8	表の挿入	168
	13-3-9	表のスタイルの変更	169

Lesson 14　プレゼンテーションのデザイン　171

- **14-1　デザイン性の向上** ……………………………………………… 172
  - 14-1-1　テーマの適用 …………………………………………… 173
  - 14-1-2　スライドマスターの作成 ……………………………… 174
- **14-2　スライドの視覚的効果** …………………………………………… 178
  - 14-2-1　グラフの挿入 …………………………………………… 178
  - 14-2-2　画面の切り替え操作 …………………………………… 181
- **14-3　プレゼンテーションの実行** ……………………………………… 183
  - 14-3-1　プレゼンテーションのリハーサル …………………… 183
  - 14-3-2　スライドへの書き込み ………………………………… 183

Lesson 15　情報セキュリティと情報モラル　187

- **15-1　情報セキュリティとは** …………………………………………… 188
  - 15-1-1　情報資産とは …………………………………………… 188
  - 15-1-2　情報セキュリティの3要素 …………………………… 188
  - 15-1-3　情報セキュリティポリシー …………………………… 189
- **15-2　情報モラル** ………………………………………………………… 190
  - 15-2-1　インターネット利用時の注意事項 …………………… 190
  - 15-2-2　個人情報 ………………………………………………… 191
  - 15-2-3　知的財産権 ……………………………………………… 191

　　索引 ……………………………………………………………………… 195
　　Lesson 1とLesson 15の確認問題の解答 …………………………… 197

■本書の学習に必要な素材データのダウンロードについて

　本書のLesson 6とLesson 14の学習を進めるに当たって必要な素材データは、以下のサイトからダウンロードできます。

http://ec.nikkeibp.co.jp/item/books/B37300.html

Lesson 1

コンピュータ概論

　情報化社会と称される今日では、コンピュータの基礎知識は必要です。Lesson 1では、コンピュータの種類や5大装置、データの基本単位などコンピュータや情報化に関する基本的な知識を学びます。

1-1 コンピュータの種類

　コンピュータといっても、教室に入りきれないような大きなものから薄いチップのような小さなものまで、現在では大小さまざまなコンピュータがあります。コンピュータは、用途や目的によってさまざまな種類があるので、確認してみましょう。

①スーパーコンピュータ（Super Computer）
　大規模な科学技術計算に用いられる大型コンピュータです。宇宙開発や気象予測など複雑なシミュレーションを行う分野で利用されています。

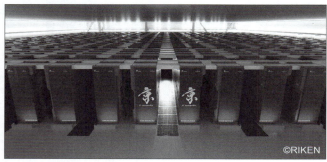

提供：独立行政法人理化学研究所

②汎用コンピュータ（Mainframe）
　メインフレーム、ホストコンピュータとも呼ばれ、大量のデータを高速に処理します。事務処理から計算処理まで汎用的に利用できるように開発された大型コンピュータです。企業の基幹業務システムや銀行のオンラインシステムなどに利用されています。

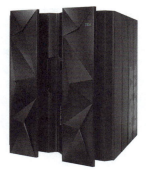

提供：日本アイ・ビー・エム株式会社

③ワークステーション（Workstation）
　次ページに示すPCより高速な処理が可能な小型コンピュータです。CADやCG、科学計算などに利用されています。

CAD（Computer Aided Design）・・・コンピュータ支援設計。コンピュータを用いて建築物や工業製品の設計をすることです。

CG（Computer Graphics）・・・・・・・・コンピュータグラフィックス。コンピュータを用いて実写のような画像や映像を作成することです。

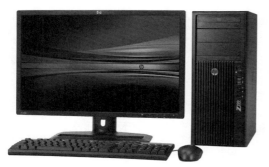

提供：日本ヒューレット・パッカード株式会社

④ パーソナルコンピュータ（Personal Computer）

　個人や家庭での利用を目的とした小型コンピュータです。PC、パソコンとも呼ばれ、デスクトップ型からノート型までさまざまなタイプのものがあります。

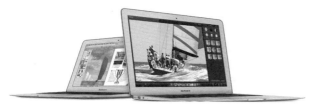

提供：Apple Japan

⑤ マイクロコンピュータ（Micro Computer）

　1つの半導体チップに納められた非常に小型のコンピュータです。マイコンとも呼ばれ、家電製品や携帯電話、車などに内蔵されています。

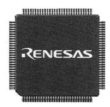

提供：ルネサス エレクトロニクス株式会社

1-2 コンピュータの5大装置

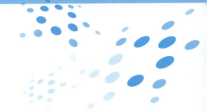

　パソコンの中身を見てみると、たくさんの装置で構成されているのがわかります。コンピュータの仕組みを知るために、それぞれの役割と名称を知っておきましょう。
　コンピュータを構成する物理的な機器のことをハードウェアといいます。ハードウェアは、5つの要素から構成され、それを5大装置と呼びます。

表　コンピュータを構成する5つの要素

名称		機能	具体的な装置
①制御装置		コンピュータのすべての装置を制御します。記憶装置から命令を読み込んで解読し、命令に必要な信号を各装置に送り、各装置をコントロールします。	CPU
②演算装置		制御装置の指示に従って、記憶装置からデータを読み出して、各種の計算処理を行い、演算結果を記憶装置に返します。	
③記憶装置	主記憶装置	メインメモリとも呼び、CPUが直接アクセスして、プログラムやデータを読み書きする装置です。	メインメモリ
	補助記憶装置	プログラムやデータを保存し、必要に応じて読み書きする装置です。	ハードディスク、CD、DVD、USBメモリ
④入力装置		コンピュータに対して、指示命令やデータを与える装置です。	キーボード、マウス、スキャナ
⑤出力装置		コンピュータの処理結果を、表示・印刷する装置です。	ディスプレイ、プリンタ

図　コンピュータの5つの要素の間でのデータと制御の流れ

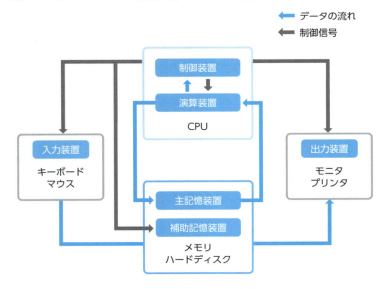

1-3 コンピュータで用いられる単位

　コンピュータでデータ量を表す最小単位はビットです。また1ビットが8個集まって1バイトとなります。IT技術の発達により、データ容量はどんどん大きく、転送速度等はどんどん速くなってきているため、単位の前に接頭語をつけて表現します。

■大きい数値を表す接頭語

K（キロ）	1Kバイト＝ 2^{10} バイト ≒ 10^3 バイト ＝ 1000バイト
M（メガ）	1Mバイト＝ 2^{20} バイト ≒ 10^6 バイト ＝ 1000000バイト
G（ギガ）	1Gバイト＝ 2^{30} バイト ≒ 10^9 バイト ＝ 1000000000バイト
T（テラ）	1Tバイト＝ 2^{40} バイト ≒ 10^{12} バイト ＝ 1000000000000バイト

■小さい数値を表す接頭語

m（ミリ）	1m秒＝	10^{-3} 秒＝	0.001秒
μ（マイクロ）	1μ秒＝	10^{-6} 秒＝	0.000001秒
n（ナノ）	1n秒＝	10^{-9} 秒＝	0.000000001秒
p（ピコ）	1p秒＝	10^{-12} 秒＝	0.000000000001秒

1-4 ハードウェア

ハードウェアとは、コンピュータ本体に加え、キーボードやマウス、ディスプレイといった周辺機器の総称です。

1-4-1 CPU（中央演算処理装置）

CPUとは「セントラル・プロセッシング・ユニット」の略で、コンピュータの頭脳部となり、全体の処理、計算を行う装置です。コンピュータの5大装置の制御装置と演算装置の2つの機能を持っています。このCPUの性能が、コンピュータの性能に直結するといってもいいでしょう。CPUの性能が良いものほど、そのコンピュータは複雑でたくさんの処理を安定して行うことができます。

CPUにはデータを処理する速度によって種類があり、性能はクロック周波数（Hz）で表されます。

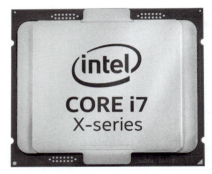
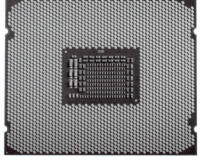

提供：インテル株式会社

1-4-2 メモリ

メモリとはデータを電気的・一時的に保存しておく場所です。メモリは用途に応じていろいろな種類がありますが、大きく分けてRAMとROMに分類されます。コンピュータの5大装置では主記憶装置にあたります。

　　　RAM（Random Access Memory）‥‥‥読み書き可能なメモリで、電源を切ると記憶内容は消えます（揮発性）。

　　　ROM（Read Only Memory）‥‥‥‥‥読み出し専用のメモリで、電源を切っても記憶内容は保持されます（不揮発性）。

メモリの記憶量が多ければ多いほど、複数のアプリケーションをまとめて動作させたり、安定して動作させやすくなります。

1-4-3 補助記憶装置

プログラムやデータを保存するための記憶装置です。さまざまな種類があります。

①ハードディスク

磁気ディスクを使用した記憶装置。OSやアプリケーション、データなどを保存します。ハードディスクの容量は年々大容量化しています（PC用としては現在の記憶容量は120GB～10TB）。

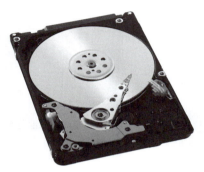

提供：Western Digital Technologies, Inc.

②光ディスク

光ディスクにレーザー光を当てて、データを読み書きする記憶装置です。

表　光ディスクの主な種類

名　称	記憶方式	記憶容量
CD-ROM	読み取り専用	650MB
CD-R	追記型	650MB
CD-RW	書き換え型	650MB
DVD	読み込み/書き込み/追記	4.7GB、9.4GB
Blu-ray Disc	書き換え可能	25GB、50GB

③メモリカード

フラッシュメモリを利用したカード型の記憶装置。デジタルカメラ、携帯電話や家電機器まで幅広く利用されています。

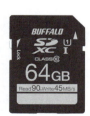

提供：株式会社バッファロー・IT・ソリューションズ

④USBメモリ

　USBコネクタが付属しており、フラッシュメモリを内蔵した記憶装置です。パソコンに直接接続でき、取り外しも可能です。

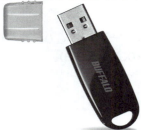

提供：株式会社バッファロー・IT・ソリューションズ

⑤SSD（Solid State Drive）

　ハードディスク装置の磁気ディスクの代わりにフラッシュメモリを使ったドライブ装置。機械部分を持たないため、ハードディスクより高速で、衝撃に強いという特徴があります。

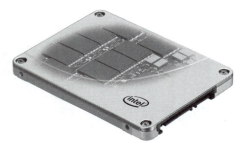

提供：インテル株式会社

1-4-4　入力装置

　入力装置は、コンピュータに命令を与えたり、データを入力するための装置です。入力装置はその用途や入力するデータによって分類することができます。それぞれの装置の特徴を確認しましょう。

①文字・数値の入力機器

・キーボード：キーを押して、文字や数字を入力します。

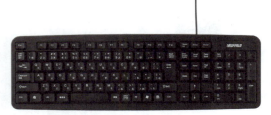

提供：株式会社バッファロー・IT・ソリューションズ

②ポインティングデバイス

・マウス：マウスの動きに合わせてポインタが移動して、画面上の入力位置や座標を指示します。

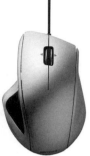

提供：株式会社バッファロー・IT・ソリューションズ

・トラックボール：マウスと同じように画面上の入力位置や座標を指示する機器ですが、上部のボールを転がすことで、ポインタが動きます。

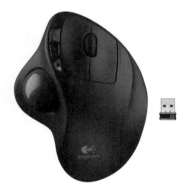

提供：株式会社ロジクール

・トラックパッド：画面上の入力位置や座標を指示する機器で、パッドを指でなぞることで画面上の対応するポインタが動きます。

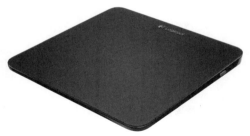

提供：株式会社ロジクール

・ジョイスティック：ゲーム機などで使用される入力機器です。レバーとボタンがついており、レバーを前後左右に動かしたり、ボタンを押すことで方向を入力します。
・タッチパネル：指先や専用のペンで画面に直接触れることで入力を行う機器です。

③イメージデータの入力機器

・スキャナ：写真やイラスト、印刷物などを画像データとして読み取り、データとしてパソコンに取り込むための機器です。

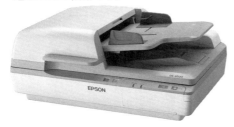

提供：エプソン販売株式会社

・バーコードリーダー：バーコードを読み取るための機器です。バーコードに光を当てて、反射した光を読み取り、英数字に変換してコンピュータに取り込みます。

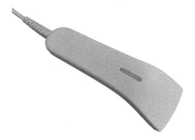

提供：株式会社エイポック

・デジタルカメラ：撮影した画像をデジタルデータとして記録する機器です。

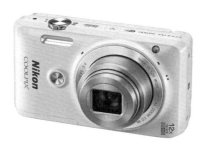

提供：株式会社ニコンイメージングジャパン

・OCR（Optical Character Reader）：光学式文字読取装置。手書き文字や印刷された文字を読み取り、テキストデータに変換する装置です。
・OMR（Optical Mark Reader）：光学式マーク読取装置。マークシート用紙の読取装置。読み取って集計する装置です。

④その他

・音声入力装置：マイク入力などにより音声を認識させてデータを入力する装置です。
・生体認証装置：生体認証（バイオメトリクス）を行うための装置です。指紋、網膜認証などがあります。

1-4-5　出力装置

　出力装置とは、コンピュータが処理したデータや情報を受け取り、ユーザーに認識できる形で表示する装置です。

①プリンタ

　プリンタは、コンピュータで処理したデータを紙などに出力します。いくつか種類があり、用途によって使い分けます。それぞれの特徴を確認しましょう。

- レーザープリンタ：レーザー光を利用してトナーを付着させ、熱と圧力で転写して印刷します。印刷速度が速く、解像度も高いのが特徴で、大量の印刷に向いています。
- インクジェットプリンタ：インクを紙などに直接噴射して印刷します。パーソナルな用途向けであるので、印刷速度は遅くなります。
- ドットインパクトプリンタ：ピン式の印字ヘッドでインクリボンをたたいてインクを用紙に転写し、文字や図形を印刷します。印刷速度が遅く、印刷品質も高くありませんが、複写紙が使えるのが特徴です。

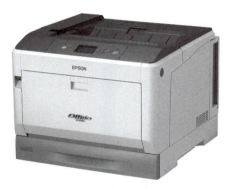

提供：エプソン販売株式会社

参考

プリンタドライバ

　プリンタを制御するためのプログラムのこと。プリンタを利用するためにはプリンタドライバが必要。使用しているOSやプリンタによって必要なプリンタドライバが決まる。

ページ記述言語

　プリンタに対して指示する言語。文書や画像などの印刷イメージをプログラムとしてプリンタに送る。

PostScript

　Adobe社が開発したページ記述言語。

ppm

　プリンタが1分間に印刷できる枚数を表すプリンタの性能指標の1つ。

②ディスプレイ

　コンピュータが処理した結果を表示する装置です。モニタとも呼ばれます。
・CRTディスプレイ：ブラウン管を使った装置です。電子銃から発射する電子ビームを蛍光体に当てて表示させます。応答速度は速いが、消費電力が高く、設置面積が大きいため、近年ではあまり使用されていません。
・液晶ディスプレイ：液晶を利用した装置です。液晶に電圧をかけることによって光の透過を制御し、バックライトを当て、光の透過率を増減させることによって画面に表示します。薄くて軽量、消費電力も小さく、価格も安価になってきたため、ディスプレイの主流になっています。

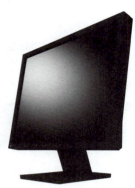

提供：EIZO株式会社

・有機ELディスプレイ：電圧をかけると発光する有機物を利用した装置です。視野角が広く、コントラストが高いのが特徴です。

参考

応答速度
　ディスプレイがその表示、書き換えるのに必要な時間。応答速度が速いほど切り替えが早く、動く映像をにじむことなく表示することができる。

視野角
　画面を上下左右から見たときにどの角度まで表示内容を正常に見ることができるかを表す値。

1-5 ソフトウェア

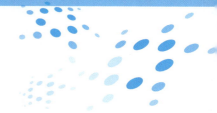

　ソフトウェアは、コンピュータの基本的な制御や管理、つまりハードウェアを使用するための基本的な機能を提供するシステムソフトウェアと、個別の利用に対応した応用ソフトウェア（アプリケーションソフトウェア）に分類することができます。

図　ソフトウェアの分類

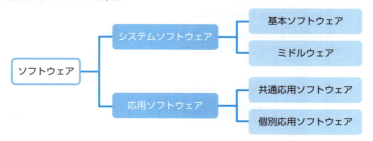

- 基本ソフトウェア：コンピュータ（ハードウェア）に基本的な制御を行うソフトウェアです。基本ソフトウェアを広義でOS（オペレーティングシステム）と呼ぶこともあります。
- ミドルウェア：システムソフトウェアと応用ソフトウェアの中間に位置し、さまざまなソフトウェアから共通して利用される機能を提供するものです。データベース管理システム、通信管理システム、ソフトウェア開発支援ツール、運用管理ツールなどがあります。
- 共通応用ソフトウェア：ワープロソフトや表計算ソフトなど、業務によらず一般的に使用されるソフトウェアです。CAD、CAIオーサリングシステム、機械翻訳、統計処理（線形計画法（LP：Linear Programming）、シミュレーション、解析など）などのソフトウェアがあります。
- 個別応用ソフトウェア：特定の個人や企業の業務向けに特別に作られたソフトウェアです。

1-5-1　OS（Operating System）

　OSとはオペレーティングシステムの略です。コンピュータ自体はただの機械です。実はこれだけではユーザは使うことができません。OSは、私たちが使用する応用ソフトウェアとの仲介をするソフトウェアです。コンピュータが何をやっているのか私たち人間でも理解できるように視覚的にディスプレイに表示させたり、コンピュータに命令を出しやすいようにマウスやキーボードなどからの入力をサポートします。

　パソコン用のOSとしては、マイクロソフトが販売しているWindows、アップルが販売しているmacOS、オープンソースのLinuxなどがあり、それぞれに特徴があります。自分が使用するOSの種類とバージョンを確認してみましょう。

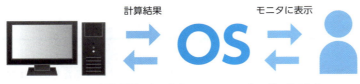

表 OSの役割

機能	説明
タスク管理	タスクを実行する順番を管理する機能
システム管理	タスクを実行する順番にあわせて、そのタスクに必要な資源（CPU、メモリ、周辺機器など）を割り当てて、管理する機能
ファイルの管理	ファイルを書き込んだり、読み込んだりする機能
ヒューマンインターフェイスの提供	ユーザがコンピュータを利用するための環境を提供する機能
APIの提供	アプリケーションソフトが共通して利用できるインターフェイスを提供する機能

参考

オープンソース
　ソフトウェアのソースコードを、インターネットなどを通じて無償で公開し、自由に改良・再配布が行えるようにすること。

ソースコード
　ソフトウェアの設計図にあたる。機械語に翻訳される前のプログラム言語で記述された文字列。

フリーソフト
　無料で利用できるソフトウェアのこと。著作権は著作者に帰属するので、改変したり配布したりはできない。

シェアウェア
　無料で試用できるが、試用期間後、継続して使用するのであれば料金を支払う。

1-5 ソフトウェア

> 確認問題

1. コンピュータを構成する一部の機能の説明として、適切なものはどれか。（H21 秋期 問72）
   （ア）演算機能は制御機能からの指示で演算処理を行う。
   （イ）演算機能は制御機能、入力機能および出力機能とデータの受渡しを行う。
   （ウ）記憶機能は演算機能に対して演算を依頼して結果を保持する。
   （エ）記憶機能は出力機能に対して記憶機能のデータを出力するように依頼を出す。

2. DRAM、ROM、SRAM、フラッシュメモリのうち、電力供給が途絶えても内容が消えない不揮発性メモリはどれか。（H25 春期 問63）
   （ア）DRAMとSRAM　　　　　　　（イ）DRAMとフラッシュメモリ
   （ウ）ROMとSRAM　　　　　　　　（エ）ROMとフラッシュメモリ

3. 紙に書かれた過去の文書や設計図を電子ファイル化して、会社で共有したい。このときに使用する機器として、適切なものはどれか。（H28 春期 問14）
   （ア）GPS受信機　　　（イ）スキャナ　　　（ウ）ディジタイザ　　　（エ）プロッタ

4. 液晶ディスプレイの特徴はどれか。（H18 春期 問4）
   （ア）CRTディスプレイよりも薄く小型であるが、消費電力はCRTディスプレイよりも大きい。
   （イ）液晶自身は発光しないので、バックライトまたは外部の光を取り込む仕組みが必要である。
   （ウ）同じ表示画面のまま長時間放置すると、焼き付を起こす。
   （エ）放電発光を利用したもので、高電圧が必要となる。

5. 感光ドラム上に印刷イメージを作り、粉末インク（トナー）を付着させて紙に転写、定着させる方式のプリンタはどれか。（H28 春期 問88）
   （ア）インクジェットプリンタ
   （イ）インパクトプリンタ
   （ウ）熱転写プリンタ
   （エ）レーザプリンタ

6. OSに関する記述のうち、適切なものはどれか。（H25 秋期 問70）
   （ア）1台のPCに複数のOSをインストールしておき、起動時にOSを選択できる。
   （イ）OSはPCを起動させるためのアプリケーションプログラムであり、PCの起動後は、OSは機能を停止する。
   （ウ）OSはグラフィカルなインターフェースをもつ必要があり、全ての操作は、そのインターフェースで行う。
   （エ）OSは、ハードディスクドライブだけから起動することになっている。

Lesson 2

文字入力と
ファイル管理

　Lesson 2 から Lesson 6 までは、ワープロソフトとして広く使用されている Microsoft Word を使用した、文書作成の基礎を学びます。文書を作成するときには、文書の構成を考え、相手に読みやすく、理解しやすい文書を作成するように心がけましょう。Lesson 2 は、操作の要となる文字入力について学習します。正しい文字入力を理解し入力できるようになれば、作業自体が格段に楽になります。今まで独学でやってきた人も、初めてワープロソフトを使う人も、基本をしっかり見につけて効率よい作業ができるよう目指しましょう。

2-1 Wordの基本操作

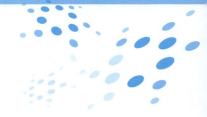

Wordは報告書や案内文、はがき、宛名ラベルなど、高品質な文書を作成できるマイクロソフト社が提供するアプリケーションソフトです。Microsoft Word 2016[*1]を利用して、基本となるタッチタイピングや文字入力、記号の入力、作成したファイルを保存する方法を学習します。

*1 Word 2013でも操作はほとんど変わりません。操作の異なる部分には、【Office 2013の場合】というヒントを設けています。

2-1-1 Wordの画面構成

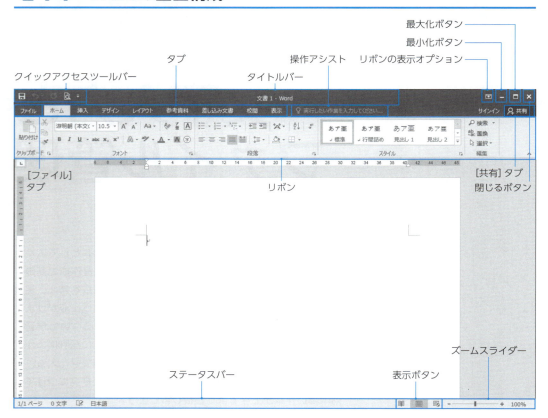

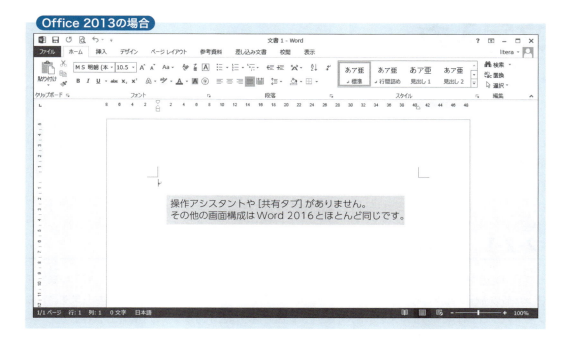

2-1-2 各部の機能

名　称	機　能
[ファイル]タブ	ファイルを開く、保存する、印刷するなど基本的なコマンドがまとめられています。他にもプロパティの確認やパスワード設定など便利な機能が用意されています。
クイックアクセスツールバー	よく利用するコマンドボタンを配置することで、すばやく操作することができます。カスタマイズも可能です。
リボン	さまざまなコマンドがタブごとにまとめられています。
タイトルバー	文書ファイル名とアプリケーション名が表示されます。
操作アシスト	この部分に入力して、Wordのヘルプを参照できます。
リボンの表示オプション	リボンを自動的に非表示にする、リボンタブのみを表示させる、などリボンの表示に関する設定ができます。
最小化ボタン	クリックすると画面が一時的に消えたようになります。アプリケーションは終了していません。元に戻す場合は、タスクバーのアイコンをクリックします。
最大化ボタン	ウィンドウを最大表示します。
閉じるボタン	ファイルを閉じます。アプリケーションが終了します。
[共有]タブ	ユーザーの招待・リンクのコピー・添付ファイルの送信を行いたい場合に使います
ステータスバー	文書に関する情報が表示されます（ページ数、行数、文字数など）。
表示ボタン	文書の表示モードを切り替えます。
ズームスライダー	文書の表示倍率をドラッグして変更できます。

2-2 文字入力

さまざまなアプリケーションソフトで入力作業は必要になります。ひらがな、カタカナ、漢字変換など、正しい入力の仕方を習得しましょう。たくさん練習することによって、より速く入力できるようになります。

2-2-1 キーボードの基本

パソコンのキーボードには、アルファベット、数字、記号など文字を入力するキーや、特定の機能を使うためのキーが配置されています。キーの有無や配置は、メーカーや機種によって異なります。特にノートパソコンはキーのサイズを小さくしたり、配置も違う場合がありますので確認しましょう。

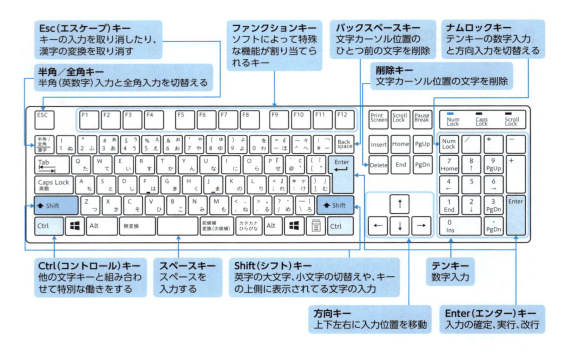

2-2-2 タッチタイピング

タッチタイピングとは、キーボードを見ないで文字入力を行うことです。

最初に間違ったタイピングを覚えてしまうと、速く入力することはできても誤字・脱字が多くなります。正しいタッチタイピングを習得しましょう。

まずはホームポジションを確認します。

①右手の人差し指を J、中指を K、薬指を L、小指を ; の上に軽く置きます。
②左手の人差し指を F、中指を D、薬指を S、小指を A の上に軽く置きます。
③左右の親指はSpaceキーの上に置きます。

　キーを押すときに指を離しても構いませんが、押し終わったらホームポジションに指を戻します。

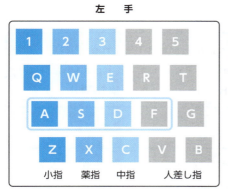
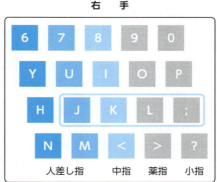

2-2-3 入力モード

　日本語を入力する場合、日本語入力のためのソフトウェアを使います。WindowsではMicrosoft IME、ジャストシステムのATOK（エイトック）などがあります。

　日本語入力のオンオフは、キーボードの半角/全角キーを押して切り替えます。

　文字を入力すると文字の下に点線が表示されます。この状態は未確定の状態といい、文字の変換が確定されるまでは、他の変換が行えます。確定する場合は、Enterキーを押して確定します。

2-2-4 カタカナの入力

　カタカナには全角と半角があります。全角カタカナの入力は、ファンクションキーのF7を使用すると簡単に変換できます。半角カタカナの入力はファンクションキーのF8を使用します。

◆次の全角カタカナを入力しましょう。

```
アンプル　カプセル　シロップ　トローチ　バイアル　アナムネーゼ　アスコマーナ
ウナスチン　エスタゾラム　オスポロット　カルバマゼピン　キリガミール　クロフェクトン
ネブライザー　チアノーゼ　レシピエント　カテーテル　ペプシノーゲン
```

◆次の半角カタカナを入力しましょう。

```
インフォームド コンセント　セカンド オピニオン　リハビリテーション　ジェネリック　ソーシャルワーカー　ナースステーション　ペースメーカー
インド シアニング リーン　スクリーニング テスト　ヘリコバクター・ピロリ　フェノールスルフォンフタレイン　ヘモグロビン　ヘマトクリット
```

2-2-5　英数文字の入力

英数文字にも全角と半角があります。全角英数に変換するにはファンクションキーのＦ９、半角英数に変換するにはファンクションキーのＦ１０を使用します。

◆次の全角英数を入力しましょう。

ＩＣＵ（集中治療室）　Ｓｕｒｇｅｒｙ（外科）　Ｉｎｔｅｒｎａｌ　Ｍｅｄｉｃｉｎｅ（内科）　Ｕｒｏｌｏｇｙ（泌尿器科）　Ｐｓｙｃｈｉａｔｒｙ（精神科）　Ｐｅｄｉａｔｒｉｃｓ（小児科）　Ｏｒｔｈｏｐｅｄｉｃｓ（整形外科）　Ｗａｒｄ（病棟）　Ｒａｄｉｏｌｏｇｙ（放射線科）

◆次の半角英数を入力しましょう。

Ampule（アンプル）　Capsule（カプセル）　Gargle（うがい薬）　Inhalation（吸入薬）　Compress（湿布）　Nasal Drop（点鼻薬）　Medicine（薬剤）　Vessel（血管）　Hypertension（高血圧症）　Cardiomyopathy（心筋症）　Bronchus（気管支）　Bronchiectasis（気管支拡張症）　Duodenum（十二指腸）　Hematemesis（吐血）

2-2-6　記号の入力

キーボードから記号を入力する場合と、読みを入力して変換して記号を入力する場合があります。

◆キーボードから入力しましょう。

！	"	＃	＄	％	＆	'	（	）	＝	ー
〜	￥	「	」	＋	＊	＜	＞	？	＿	

◆読みで入力しましょう。

まる	○●◎	さんかく	△▲▽	しかく	□■◇	ほし	☆★
うえ	↑	した	↓	みぎ	→⇒	ひだり	←
おんぷ	♪	ゆうびん	〒	かぶしきがいしゃ	㈱		

2-2-7　記号と特殊文字

キーボードから入力できず、読みからも入力することができない記号は、［挿入］タブの［記号と特殊文字］から入力することができます。

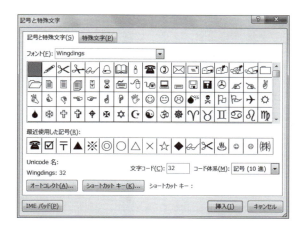

◆[記号と特殊文字]を使って、記号を入力しましょう。

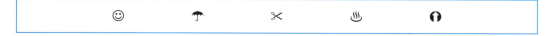

2-2-8 手書き入力

読み方が分からない漢字があるときは、IMEパッドの「手書き」機能を使いましょう。Microsoft IMEのIMEパッドをクリックします。

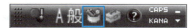

ダイアログボックスが起動するので、マウスで画数を守りながら描きます。コツは形が雑でも、画数を守ることです。

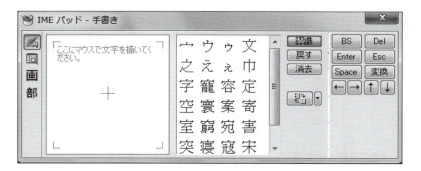

◆次の漢字を入力しましょう。

杁　仐　迹　嵑

2-2-9 変換

文章を入力するときは、文節で区切って入力しましょう。「／」の位置が変換する箇所です。

> 患者様が／医療機関に／来る目的は／治療を／受けることです／。
> 来院される／患者様が／安心して／治療を／受けられる／雰囲気づくりを／心がけています／。
> 治療を／受ける環境は／闘病意欲や／治癒力にも／影響します／。

2-2-10 保存

文書を作成しても、そのまま閉じてしまったら内容は保存されません。必要な文書は必ず保存するようにしましょう。

保存するときには以下の3点を確認します。
・保存先（どこに保存するのか）
・ファイル名（何という名前で保存するのか）
・ファイルの種類（ファイルの種類は何にするのか）

①今まで入力してきたファイルを保存しましょう。

［ファイル］タブをクリックし、左側のメニューから［名前を付けて保存］を選択します。

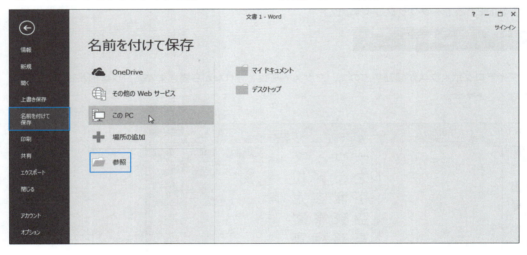

②［参照］をクリックすると、［名前を付けて保存］ダイアログボックスが起動します。

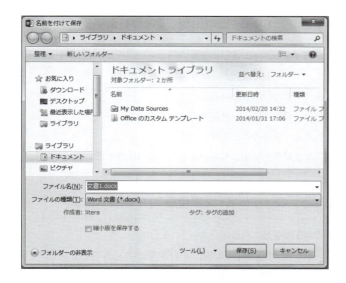

③適切な保存先を選択し、分かりやすいファイル名をつけます。ファイルの種類は通常「Word文書」です。必要に応じてファイルの種類を選択しましょう。
ファイル名「文字入力」、ファイルの種類「Word文書」で適切な場所に保存しましょう。

参考

拡張子
　ファイル名のピリオドで区切られた右側の部分を拡張子といいます。ファイルの種類を識別するための文字列です。

ファイル名に使用できない文字
　￥　／　：　＊　？　"　＜　＞　｜

2-2-11 ファイル管理

　ファイル管理とは、パソコンに保存されている文書ファイルや画像、その他のファイルを適切に保存し、いつでも探し出せるように整理しておくことをいいます。目的や使用方法によってファイル管理のしかたは違ってきますが、どのような方法で管理しているにしても「大切なファイルをしっかり保存し、いつでも探し出せるようにしておく」ということは共通です。

●ファイル管理の基本的な考え方
　　①何を基準に分類するかを決める
　　②ファイルの種類よりもファイルの属性別に分ける
　　③時系列がわかるようにしておく

　パソコンを使えば使うほど、ファイルの数は増えていきます。そこでは必ず適切なファイル管理術が必要となってきます。

練習問題 2-1 次の文を入力しましょう。ファイル名「医療用語」で保存します。

全身の状態を把握するためのサインのことを、バイタルサインといいます。
チアノーゼは血中の二酸化炭素が多くなり、血液の色と共に皮膚・粘膜が紫色になった状態です。
うっ血とは、体のある部分に静脈血が異常に多くたまった状態になることです。
炎症とは、生体が障害を受けて、その部位が発赤、発熱、傷み、腫脹することです。
合併症とは、進行中の疾患があるときに発症した他の疾患のことです。
あせものことを汗疹ともいいます。エクリン汗が皮膚表面に出られないことで起こる皮膚疾患です。

練習問題 2-2 次の文章を入力しましょう。ファイル名「医療用語2」で保存します。

日本の人口高齢化によって、心房細動患者数の増加が予想される。
胃瘻造設前の嚥下機能評価や造設後の施設間連携、嚥下機能訓練の実施などが重要だ。
統合失調症は、幻覚や妄想、注意力や判断力の低下などを起こす精神疾患だ。
過敏性肺炎は真菌胞子、異種蛋白などを反復吸入することで起こるアレルギー性肺疾患だ。
高齢者の転倒による、大腿骨頸部骨折が最も多い。
神経伝達物質の分泌を抑制し、副作用を考慮した治療。
入院時から血液検査、画像検査（CT、エコー）、病理検査を行なった。
周辺臓器や先行病変をよく確認し、それと重なる読影を行なう。

2-3 文章の入力

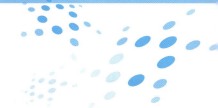

これまで入力・変換の操作を学習してきました。少し長い文章を入力してみましょう。

■**LESSON2**　用紙サイズ　「B5」、余白　上下左右「25mm」、1行「30字」、1ページ「36行」に設定し、次の文章を入力しましょう。ファイル名「チーム医療について」で保存します。

完成例

> 　チーム医療とは、医師、看護師、検査技師、理学療法士など複数のメディカルスタッフ（医療専門職）が、それぞれの専門知識を活かして患者の治療やケアにあたることです。
> 　それぞれの立場で意見を出し合い、連携することによって、医療の質の向上を目指します。チーム医療では、メディカルスタッフのコミュニケーションがとても必要とされます。より良い医療を目指してチーム一丸となって治療にあたります。そこで忘れてはいけないことは、患者・患者の家族もチームのメンバーだということです。

2-3-1　ページ設定

　用紙のサイズや文字の方向、1行の文字数や行数を決めることを「ページ設定」といいます。Wordでは初期状態はA4サイズの用紙で縦置きのレイアウトになっています。ページ設定は基本的には文字を入力する前に行いますが、作業の途中で行うことも可能です。リボンでも設定することができますが、さまざまな設定をまとめて行う場合は、［ページ設定］ダイアログボックスから設定します。

① [レイアウト] タブ→ [ページ設定] グループ→ [ダイアログボックス起動ツール] をクリックします。

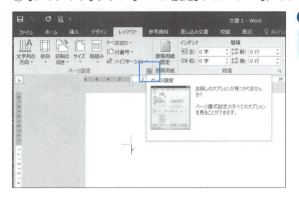

Office 2013の場合
手順①では [ページレイアウト] タブから選択します。

② [用紙] タブをクリックし、[用紙サイズ] ボックスから「B5」を選択します。
③ [余白] タブをクリックし、上下左右の各ボックスを「25mm」に設定します。
④ [文字数と行数] タブをクリックし、文字数を「30」字に行数を「36」行に設定し、[OK] をクリックします。

　[文字数と行数] タブでは、文字方向、文字数と行数の設定などができます。文字数を変更する場合は、[文字数と行数を指定する] にチェックを入れます。デフォルトでは行数だけしか設定できないようになっています。

> **POINT**
> ・[余白] タブ：上下左右の余白、印刷の向きが設定できます。
> ・[用紙] タブ：用紙サイズを選択します。後で設定するとレイアウトが変わることがありますので、できるだけ最初に設定しておきましょう。
> ・[その他] タブ：セクションの開始位置やヘッダーとフッター詳細設定ができます。
>
> 　ページ設定を行う場合は、[その他] タブ、[用紙] タブ、[余白] タブ、[文字数と行数] タブの順番に設定していきます。

2-3-2 文章の入力

　ページ設定が終わったら、LESSON 2の文章を入力していきます。
　文節ごとに区切って変換をしていきます。改行マーク があるところで、Enterキーを押して改行します。Enterキーを押して改行することを「強制改行」といいます。強制改行された文章は段落、1つのまとまりとして扱われ、スタイルの変更など一括して変更することができます。
　はやく入力することよりも、正確に入力することを心がけましょう。

ヒント
段落を変えずに改行する
　Shiftキー＋Enterキーで改行します（段落内改行）。

2-2-4 文書の保存

　文章の入力が終わったら、名前を付けて保存します。ファイル名を「チーム医療について」として保存します。
　一度保存した文書に編集を加えた場合は、上書き保存で更新しましょう。上書き保存はクイックアクセスツールバーから行うことができます。操作ミスやパソコンのトラブルなどで文書が失われることもあるため、こまめに上書き保存するようにしましょう。

練習問題2-3　次の文章を入力しましょう。文字数36字、行数35行に設定します。ファイル名「診療報酬改定」で保存します。

完成例　（日経メディカル、2014年4月号、「2014年診療報酬改定」より）

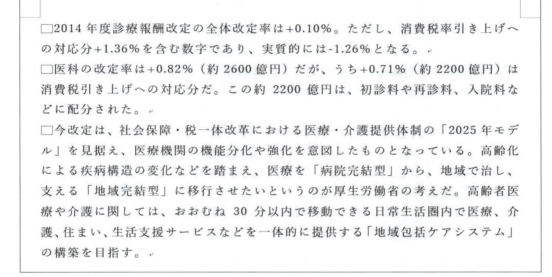

練習問題 2-4 次の文章を入力しましょう。文字数38字、行数35行に設定します。ファイル名「頭蓋内動脈狭窄症」で保存します。

完成例 （日経メディカル、2014年5月号、「『脳にもステント』そろそろ始動」より）

　　頭蓋内の動脈硬化性狭窄の有病率は明らかではないが、「脳卒中データバンク2009」によれば、アテローム血栓性脳梗塞の約25％に頭蓋内動脈の狭窄・閉塞が認められている。アテローム血栓性脳梗塞は、欧米人に多いが、最近は日本でも患者数が急増しており、動脈硬化性狭窄の患者も増えているものと推定される。
　　通常、頭蓋内動脈狭窄症の再発防止には、高血圧や糖尿病、脂質異常症といった動脈硬化症のリスクを是正するとともに、抗血小板療法を行うのが一般的だ。だが、そうした内科的治療だけでは再発を防げない症例も少なくない。実際、海外の臨床試験では、症候性頭蓋内動脈狭窄を有する患者に内科的治療を行なっても、半分以上で脳卒中が再発したことが報告されている。

練習問題 2-5 次の文章を入力しましょう。文字数35字、行数35行に設定します。ファイル名「免疫チェックポイント」で保存します。

完成例 （日経メディカル、2014年4月号、「『免疫チェックポイント阻害薬』とは？」より）

　　これまで癌免疫療法に用いる治療薬として、インターフェロン（IFN）製剤や癌ペプチドワクチンなどが開発された。これらは、免疫を活性化する物質を体内に投与、もしくは癌細胞を攻撃する抗体の産生を活性化させることで癌細胞を排除することを狙った治療薬だ。
　　だが、腎細胞癌や悪性黒色腫などの一部の癌種ではよく効くケースもあるが、他の癌種ではその効果は限定的だった。
　　その理由の一つとして、免疫の亢進を抑制する「ブレーキ」の存在が考えられるようになった。
　　近年、この免疫の亢進にブレーキを掛ける分子が解明され、それを標的にした「免疫チェックポイント阻害薬」と呼ばれる抗体医薬の開発が進んでいる。免疫チェックポイントとは、免疫系の制御で鍵となるポイントを指す。現在、最も開発が進んでいるのは、Ｔ細胞上で発現している「PD-1（Programmed death-1）」や「CTLA-4（Cytotoxic　T-Lymphocyteantigen-4）」、がん細胞表面に発現する「PD-L（Programmed　Death-Ligand１）」などを標的とする抗体医薬だ。

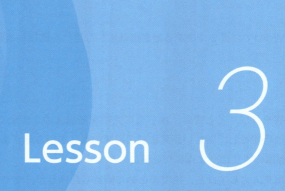

Lesson 3

基本的な文書の作成

Lesson3では、Wordで基本的な文章を作成する練習をします。ページを設定し、文章を入力して、必要に応じて書式などを変更します。

3-1 文書の作成

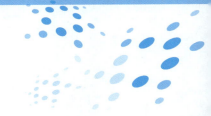

Wordで文書を作成するときの基本的な流れを確認しましょう。

　文書を作成するときは、はじめに文字を左揃えのまま全て入力します。Wordでは、Enterキーを押して改行すると、新しい段落に前の段落の書式を引き継ぎます。書式を設定しながら作成すると、1回1回標準の書式に戻す作業が必要になります。
　文章を入力してから、後でまとめて編集したほうが、楽できれいに仕上がります。

ページ設定
文字数や行数、用紙サイズや余白、印刷の向きなどを設定します

文字入力
文字を入力します　このときは左揃えのまま入力しましょう

文章の保存
文章に名前を付けて保存します　完成させる前に一度保存しておきます

文章の編集
必要に応じて、書式等変更してきます。
イラストを入れたり、オンラインビデオを挿入するときもここで作業しましょう

上書き保存
編集が終了したら、上書き保存します　1つの作業が終わるごとに
上書き保存するとよいでしょう

■LESSON3　用紙サイズ「B5」、余白　上「35mm」、下「30mm」、左右「25mm」、1行「36字」、1ページ「30行」に設定し、次の文書を作成しましょう。ファイル名「見学実習」で保存します。

完成例

見学実習について

実習の目的

□実際の医療現場および治療場面を見学・参加することにより、医療従事者としてのルール・マナーを体感し、理解を深める。

到達目標

1. 見学施設の設備や機能を知る
2. 見学実習の目的を十分に理解したうえで、病院における看護の役割を考えることができる
3. 指導者や教員の指導を受け、援助技術を一部実施することができる

見学中の留意点

□実習を行なうにあたり、様々な方々から多大なご協力を頂いています。診療現場に入るということは、患者様からは「医療従事者」としての視線で見られます。このことを念頭に置き、留意事項を遵守し実習に取り組んでください。

- 時間厳守□指示された時間、場所に遅滞なくいき、挨拶をすること
- 体調管理□睡眠、食事等自己管理を行い、実習に向けて体調を整えること
- 服装□清潔な服装を心がけること
- 態度□医療従事者として相応しい言動をすること
- 個人情報に気を配ること
  - ※実習中に知り得た情報について（患者様、スタッフ、病院内部等）、他に漏らすことがないよう十分に注意すること。SNSへの書き込みも絶対禁止です。

3-1-1　LESSON 3の文書の用意

①下の図のようにLESSON 3の文章を入力します。
②入力が終わったら一度保存しましょう。

見学実習について

実習の目的
　実際の医療現場および治療場面を見学・参加することにより、医療従事者としてのルール・マナーを体感し、理解を深める。

到達目標
見学施設の設備や機能を知る
見学実習の目的を十分に理解したうえで、病院における看護の役割を考えることができる
指導者や教員の指導を受け、援助技術を一部実施することができる

見学中の留意点
　実習を行なうにあたり、様々な方々から多大なご協力を頂いています。診療現場に入るということは、患者様からは「医療従事者」としての視線で見られます。このことを念頭に置き、留意事項を遵守し実習に取り組んでください。

時間厳守　指示された時間、場所に遅滞なくいき、挨拶をすること
体調管理　睡眠、食事等自己管理を行い、実習に向けて体調を整えること
服装　清潔な服装を心がけること
態度　医療従事者として相応しい言動をすること
個人情報に気を配ること
※実習中に知り得た情報について（患者様、スタッフ、病院内部等）、他に漏らすことがないよう十分に注意すること。SNSへの書き込みも絶対禁止です。

3-1-2　文書の編集

①タイトル「見学実習について」に
　　1）フォント：HG丸ゴシックM-PRO
　　2）フォントサイズ：１８ポイント
　　3）中央揃え
　　4）段落の網かけ
を設定します。
　まずは対象となる文字列を選択します。文字列を選択する場合は、選択したい範囲をドラッグやクリックで選択します。

▲文字単位での選択：マウスポインタがIの状態でドラッグ

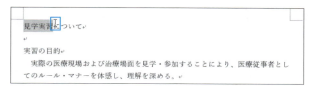

▲行単位での選択：行頭でクリックする

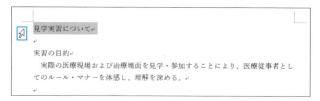

▲段落を選択：行頭でダブルクリックする

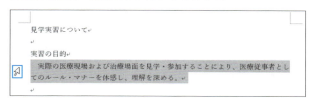

▲複数範囲の選択：Ctrlキーを押しながらクリックする

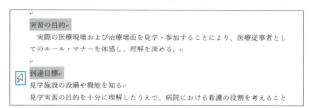

対象を選択できたら、書式を設定しましょう。タイトルの「見学実習」を選択して、フォントの変更：HG丸ゴシックM-PRO、フォントサイズの変更：18ポイントを設定します。

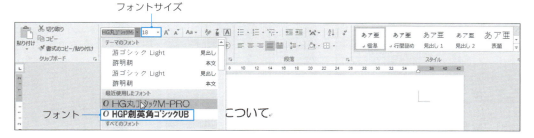

次に、タイトルの「見学実習」に中央揃えを設定します。

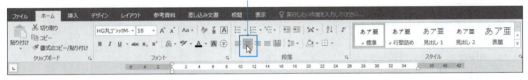

そして、タイトルの「見学実習」に網掛けを設定します。

　[ホーム]タブの[段落]グループから、[罫線]ボタンの横の三角形をクリックします。メニューの中から[線種とページ罫線と網掛けの設定]をクリックします。

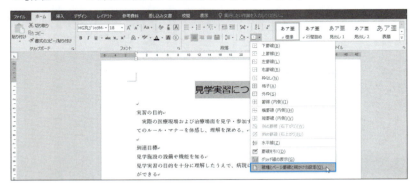

　[線種とページ罫線と網掛けの設定]のダイアログボックスが起動します。設定対象が、「段落」となっていることを確認して、[背景の色]から「白、背景１、黒＋基本色１５％」を選択して[OK]をクリックします。

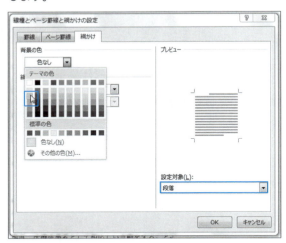

②見出し「実習の目的」、「到達目標」、「見学中の留意点」の各見出しに、
　　　１）フォント：HG丸ゴシックM-PRO
　　　２）フォントサイズ：１４ポイント
　　　３）太字
　　　４）囲み線
を設定します。

3-1 文書の作成

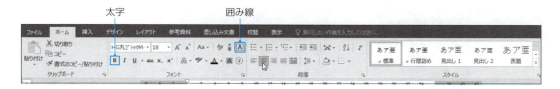

③見出し「到達目標」の下4行に段落番号を設定します。4行選択してから、[ホーム]タブ→[段落]グループの[段落番号]の▼をクリックします。番号のリストが表示されるのでその中から選択します。

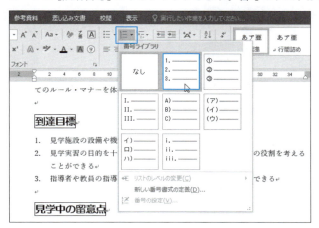

④「時間厳守」から「個人情報に気を配ること」の行に箇条書きを設定します。
設定する段落を選択してから、[ホーム]タブの[段落]グループの[箇条書き]ボタンの▼をクリックし、適当な記号を選択します。

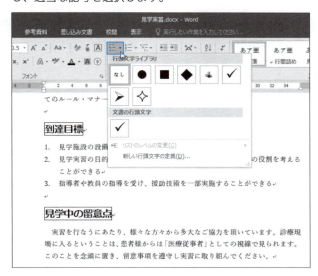

⑤※の段落に対してインデントを3文字分設定します。[インデントを増やす]ボタンを3回クリックします。

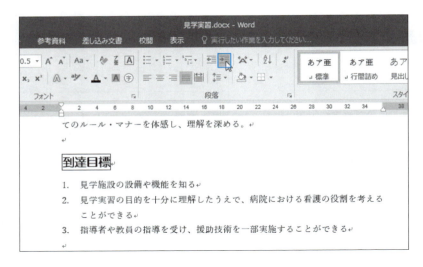

⑥ファイルを上書き保存します。

クイックアクセスツールバーの［上書き保存］をクリックします。

　［名前を付けて保存］のときのようにダイアログボックスは起動しません。クリックするだけで上書き保存は完了です。

3-1-3 文書の印刷

　作成した文書を印刷するときには、必ず印刷プレビューで確認します。用紙に収まっているか、レイアウトはきちんと設定されているか、などを確認しましょう。
① ［ファイル］タブをクリックし、［印刷］をクリックします。
② 印刷部数や印刷するプリンター、ページ数など確認します。

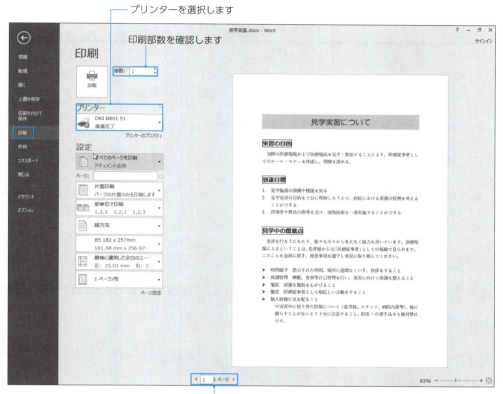

練習問題3

用紙サイズ「B5」、余白　上下「25mm」、左右「20mm」、1行「35字」、1ページ「40行」に設定し、次の文書を作成しましょう。ファイル名「実習のメリットについて」で保存します。

完成例

実習のメリット

1. 実践的な専門知識・技術（理論と実践の融合）の構築
2. 社会人としてのマナー等の社会性を身につけることができる
3. 働くことの意義、職業観を得ることができる
4. 自己分析の機会を得ることができる

　実習のメリットは、以上のことがあげられるでしょう。学校で教科書やプリントで理論をいくら学んでも、「*実践的な動き*」を経験することはできません。

　実習では社会人としてのマナーが否応なしに求められます。マナーも学校で、その方法と重要性を説明されていると思いますが、実際に現場でそのように振舞うことはとても難しいことです。そして学生にとっては、働くこと、どのような職業であるのかを現場で見るのは大きな経験になることでしょう。

　また実習を行なってはじめて自分の性格を知ることもあるでしょう。普段気付くことのなかった自分自身を発見するということは、自己成長には欠かせない体験です。

4つのメリットを意識し、実習での体験を実り多いものにしてください。

Lesson 4

ビジネス文書の作成

Lesson 4では、Wordでビジネス文書を作成する練習をします。ビジネス文書の構成を学んだのちに、実際にビジネス文書を作成してみましょう。

4-1 ビジネス文書の作成

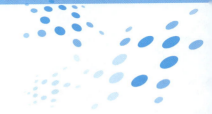

ビジネス文書の役割・目的は、必要な情報や意思を正確に相手に伝えることです。ビジネス文書には基本的なルールがあります。基本的なルールを確認し、読みやすい文書を作成するコツを学びましょう。

4-1-1 ビジネス文書の種類

▲社外文書

取引先や顧客などの外部に対して発信する文書です。冠婚葬祭など、挨拶状や招待状、礼状などの社交・儀礼的な文書と、業者との取引や交渉などで使用する依頼状、納品書、督促状や詫び状など業務に関する文書が含まれます。相手に失礼のないよう、丁寧さや心配りが必要となります。

▲社内文書

社内での連絡、報告などに使用する文書です。日常の連絡や通達から稟議書、申請書、始末書、企画書などさまざまな種類があります。儀礼的な表現は省くことが多くなります。正確さと分かりやすさに注意して作成します。

4-1-2 ビジネス文書の構成

大きく分けて、「前付け」「本文」「付記」の3つに分けることができます。

▲前付け
1) 文書番号：文書の照会や整理するためにつける通し番号です。社外文書では必要ありません。
2) 発信日：文書を発信する日付を記載します。文書の作成日ではありませんので注意しましょう。
3) 宛先：会社名、部署名、役職名、氏名、敬称の順に記載します。社内文書の場合は会社名を省略します。敬称は宛先によって変わります。会社、部署の場合は「御中」、個人の場合は「様」「殿」「先生」、複数の場合は「各位」を使います。
4) 発信者：会社名、部署名、役職名、氏名の順に記載します。社内文書の場合は会社名を省略します。社外文書では連絡先として会社の住所、電話番号などを記載する場合もあります。

▲本文
1) 件名：その文書の内容が分かるタイトルです。
2) 前文：本文の前に儀礼的に付ける文章です。頭語、時候の挨拶、安否のあいさつ、感謝のあいさつ、となります。社内文書では必要ありません。

3) 主文：文書の用件を記載する大事な部分です。
4) 末文：本文の結びとして、ビジネス上の挨拶などを記載します。
5) 結語：最後に頭語に対応する結語を記載します。「拝啓」→「敬具」

▲付記

日時や場所、注意事項や費用など詳細を記載します。「記」を中央に入れ、その下の行から箇条書きで記載していきます。最後は「以上」で結びます。担当者の名前や連絡先を追加したい場合は、「以上」の下に追記として記載します。

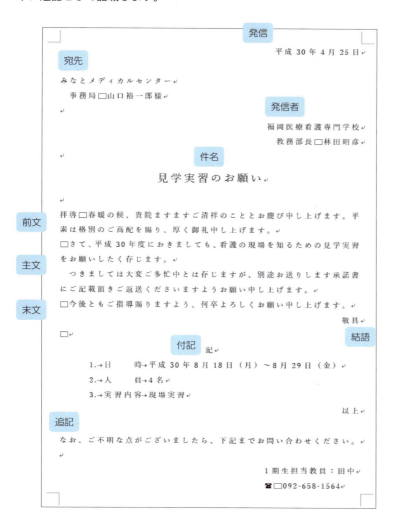

4-1-3　LESSON 4の文書の準備

■LESSON4　用紙サイズ「A4」、1行「32字」、1ページ「30行」に設定し、完成例の文書を作成しましょう。ファイル名「見学実習のお願い」で保存します。

> **POINT**
> 「期間」と「平成～」の間に表示されている「→」は編集記号です。Tabキーを使用して、間隔をあけましょう。

①ページ設定を行ったら、左揃えのまますべての文字を、46ページに示すような形で入力しましょう。「敬具」、「以上」は自動で右端、「記」は自動で中央に配置されますので、そのままでかまいません。

完成例

```
                                    平成 30 年 4 月 25 日

みなとメディカルセンター
　事務局□山口裕一郎様

                              福岡医療看護専門学校
                              　教務部長□林田昭彦


                    見学実習のお願い

拝啓□春暖の候、貴院ますますご清祥のこととお慶び申し上げます。平
素は格別のご高配を賜り、厚く御礼申し上げます。
□さて、平成 30 年度におきましても、看護の現場を知るための見学実習
をお願いしたく存じます。
　つきましては大変ご多忙中とは存じますが、別途お送りします承諾書
にご記載頂きご返送くださいますようお願い申し上げます。
□今後ともご指導賜りますよう、何卒よろしくお願い申し上げます。
                                              敬具
□
                       記
　　　1.→日　　時→平成 30 年 8 月 18 日（月）～8 月 29 日（金）
　　　2.→人　　員→4 名
　　　3.→実習内容→現場実習
                                              以上


なお、ご不明な点がございましたら、下記までお問い合わせください。

                              1 期生担当教員：田中
                              ☎□092-658-1564
```

②［挿入］タブの「あいさつ文」から、頭語、時候のあいさつ、安否のあいさつ、感謝のあいさつを挿入してみましょう。

まず、「拝啓」と入力したあとスペースキーを押します。

自動で「敬具」が右揃えの状態で配置されます。

［挿入］タブ→［あいさつ文］から［あいさつ文の挿入］をクリックします。

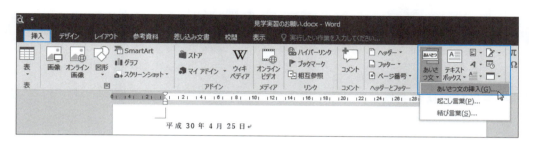

［あいさつ文］ダイアログボックスが起動します。それぞれの挨拶文が用意されていますので、その中から選択します。

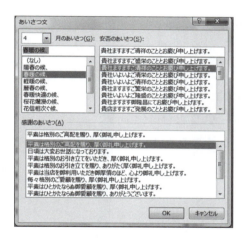

「貴社」を「貴院」に書き換えましょう。ダイアログボックスの中にぴったりのものがない場合は、適宜書き換えて使用します。

③文字入力が終わったら、名前を付けて保存しましょう。

■LESSON4でまず入力する文章の例

平成 30 年 4 月 25 日

みなとメディカルセンター
事務局□山口裕一郎様

福岡医療看護専門学校
教務部長□林田昭彦

見学実習のお願い

拝啓□春暖の候、貴院ますますご清祥のこととお慶び申し上げます。平素は格別のご高配を賜り、厚く御礼申し上げます。
□さて、平成 30 年度におきましても、看護の現場を知るための見学実習をお願いしたく存じます。
　つきましては大変ご多忙中とは存じますが、別途お送りします承諾書にご記載頂きご返送くださいますようお願い申し上げます。
□今後ともご指導賜りますよう、何卒よろしくお願い申し上げます。
　　　　　　　　　　　　　　　　　　　　　　　　　　　　　敬具

□

　　　　　　　　　　　　　　　記

日時 → 平成 30 年 8 月 18 日（月）～8 月 29 日（金）
人員 → 4 名
実習内容 → 　現場実習
　　　　　　　　　　　　　　　　　　　　　　　　　　　　　以上

なお、ご不明な点がございましたら、下記までお問い合わせください。

1 期生担当教員：田中
☎□092-658-1564

4-1-4 文書の編集

① 「発信日」を右揃えにします。
② 「発信者」はインデントを使って配置します。
③ 「件名」を中央揃えに配置し、フォントサイズを16ポイントに変更します。
④ 記書きの項目を4文字幅で均等割り付けします。
文字を選択します。Ctrlキーを使いましょう。

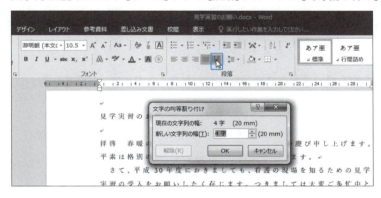

文字列を選択したら、[ホーム]タブの[段落]グループの[均等割り付け]ボタンをクリックします。

⑤ 左インデントを「3文字」分設定します。
⑥ 段落番号を設定します。
⑦ 追記の担当教員と電話番号をインデントで右に配置します。
⑧ 完成例を見ながら、文字の配置などを設定しましょう。
⑨ 文書の編集が終わったら、上書き保存します。

練習問題4 用紙サイズ「A4」、余白 上下「25mm」、左右「20mm」、1行40字、1ページ「48行」に設定し、次の文書を作成しましょう。ファイル名「専門外来開設のお知らせ」で保存します。

完成例

平成30年5月1日

関係者各位

みなとメディカルセンター
院長　鈴木　隆史

頭痛専門外来開設のお知らせ

謹啓　薫風の候、皆様におかれましてはますます御健勝のこととお慶び申し上げます。平素は格別のご高配を賜り、厚く御礼申し上げます。

　さて、平成30年8月より頭痛専門外来を開設することとなりました。

　頭痛は、タイプによって治療薬も対処法も異なり、その背後には危険な病気が潜んでいるケースも考えられ、専門医ならではの判断が重要になってきます。当クリニックでは頭痛専門外来において専門医である松田医師が、診察、検査および処方対応を行います。

　なお、勝手ながら非常勤医師担当のため、入院が必要な重症患者様の診察や、下記の日程以外においては診察することができませんので、あらかじめご了承のほどお願い申し上げます。

　今後ともいっそうの地域医療連携を図り、地域の皆様に信頼されるクリニックへとまい進していく所存でございます。何卒よろしくお願い申し上げます。

謹白

記

- ◆　頭痛専門外来（内科センター　2階）
- ◆　外来診察日　→　水曜日午後（受付時間：13:00～15:00）
- ◆　問い合わせ先→みなとメディカルクリニック　総合受付

以上

Lesson 5

表の作成

Lesson 5では、Wordで「表」を作成する方法を学習します。「表」を利用すると、データが項目ごとに整列されるので、内容が見やすく、わかりやすくなります。

5-1 表の作成

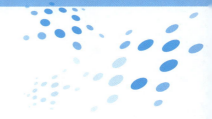

　表は罫線で囲まれたマス目が並んだもので、このマス目のことを「セル」といいます。作成した表に行や列を追加・削除したり、表全体を移動させたりする場合は、その操作に合わせて、セル・行・列・表の単位で最初に範囲を選択します。マウスポインタの形がそれぞれ違うので確認しましょう。

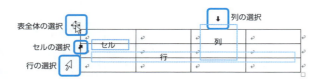

■**LESSON5**　1行「35字」、1ページ「35行」に設定し、次の文書を作成しましょう。ファイル名「診療受付時間の変更」で保存します。

完成例

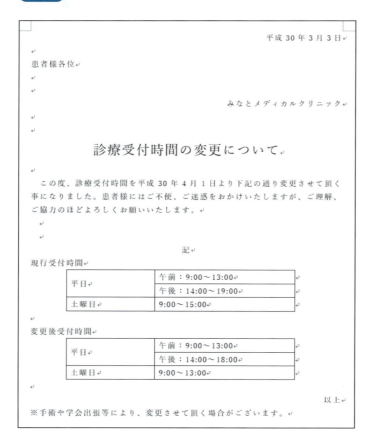

5-1-1　LESSON 5の文書の準備

①左揃えで文章を入力します。

平成 30 年 3 月 3 日

患者様各位

みなとメディカルクリニック

診療受付時間の変更について

　この度、診療受付時間を平成 30 年 4 月 1 日より下記の通り変更させて頂く事になりました。患者様にはご不便、ご迷惑をおかけいたしますが、ご理解、ご協力のほどよろしくお願いいたします。

　　　　　　　　　　　　　　　　　記
現行受付時間

　　　　　　　　　　　　　　　　　　　　　　　　　　　　　　　　以上
※手術や学会出張等により、変更させて頂く場合がございます。

---

②表を挿入する前に「名前を付けて保存」しましょう。

5-1-2　表の挿入

② 表を挿入する位置にカーソルを移動します。［挿入］タブの［表］をクリックし、3行×2列を選択します。

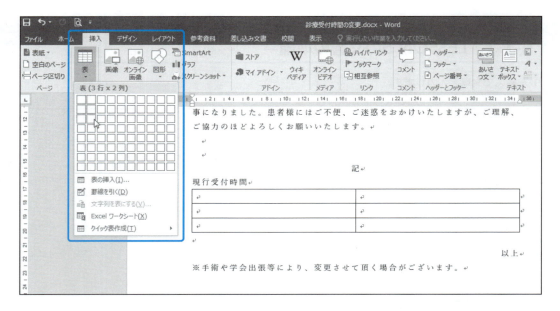

②3行×2列の表が挿入されるので、表の中に下記のように文字を入力します。

	記
現行受付時間	
平日	午前：9:00～13:00
	午後：14:00～19:00
土曜日	9:00～15:00

③ １列目の１行目と２行目を結合します。

対象のセルを選択し、[表ツール]の[レイアウト]タブの[セルの結合]を選択します。

※[表ツール]は挿入した表を選択した状態で表示されます。表以外のところを選択している場合は表示されません。

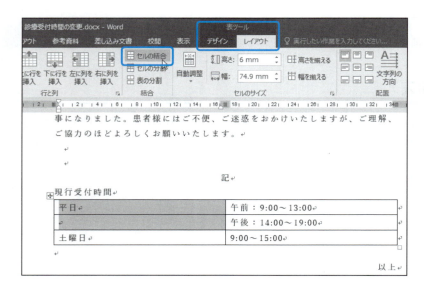

④表の列幅を整えます。

マウスのポインタを表の一番左側の縦罫線にあわせます。マウスポインタの形が変わったら、変更したい幅にドラッグします。列幅の変更はまずは表の基準となる左端から整えていきます。

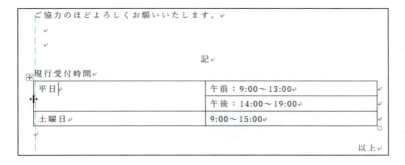

⑤表の中の文字列の配置を整えます。

［表ツール］タブの［レイアウト］の［両端揃え（中央）］のボタンをクリックします。

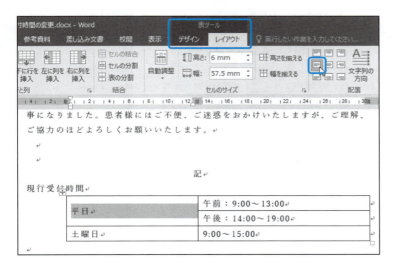

⑥残りの列幅を適宜調整しましょう。

⑦「変更後受付時間」と入力し、その下に表を挿入しましょう。

上の表と同じ列幅に調整し、文字列の配置も整えましょう。

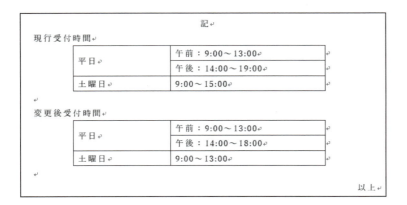

5-1-3 文書の編集

①「発信日」と「発信者」を右揃えにします。
②「件名」のフォントサイズを18ポイント、中央揃えにします。
③「平成30年4月1日より」に波線の下線を設定します。
ホームタブの［下線］ボタンの横の三角形をクリックしてメニューの中から、［波線の下線］を選択します。

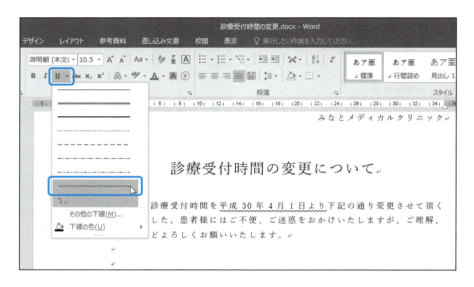

④上書き保存します。

練習問題5-1 次の文書を作成しましょう。文字数「30字」、行数「35行」に設定します。ファイル名「認知症ケア勉強会のご案内」で保存します。

ヒント　セルの分割を使いましょう。

平成30年7月25日

地域住民各位

みなとメディカルクリニック
地域連携センター

認知症ケア勉強会のご案内

拝啓　平素より当院に対しまして格別なるご協力を賜り、厚く御礼申し上げます。

　さて、当院では認知症ケア連携病院として地域の皆様との連携を密にし、認知症の知識・技術の向上を目指しております。つきましては、『認知症ケア勉強会』を下記の通り開催させていただきます。参加費は無料となっておりますので、皆様のご参加を心よりお待ちしております。

敬具

記

日　　時	平成30年8月23日（木）		
開催場所	みなとメディカルクリニック 3階会議室		
内　　容	認知症ケアの基本 ◆→見守りと観察ケア ◆→健康管理 ◆→コミュニケーション		
講　　師	院長　小林良夫		
会　　費	無料	持参品	筆記用具

以　上

練習問題 5-2　次の文書を作成しましょう。余白　上「20mm」、下左右「25mm」、1行「45字」、1ページ「40行」に設定します。ファイル名「実習施設の概要」で保存します。

実習施設の概要

施　設　名	
所　在　地	〒 　　　　　　　　　　　　　TEL　（　　　）
施設の種類	特定機能病院　・　地域医療支援病院　・　その他の一般病院
診　療　科	
病　院　長	事 務 責 任 者
外来患者数 （1日平均）	病床数　　　　　　　病棟数 　　　　　人　　　　　　　床　　　　　　　棟

代表的疾患の 実習（可否）	がん	高血圧	糖尿病	心疾患	脳血管	精神	免疫	感染症
	○	○	○	○	×	×	×	○

病院情報 システム	オーダーエントリー　・　電子カルテ　・　医事会計　・　部門システム
病院機能評価	●→ 一般病院1　　　　→　　　認定　→　　年 →　　月 →　　日 ●→ 一般病院2　　　　→　　　認定　→　　年 →　　月 →　　日 ●→ リハビリテーション病院 →　認定　→　　年 →　　月 →　　日 ●→ 慢性期病院　　　　→　　　認定　→　　年 →　　月 →　　日 ●→ 精神病院　　　　　→　　　認定　→　　年 →　　月 →　　日 ●→ 緩和ケア病院　　　→　　　認定　→　　年 →　　月 →　　日
そ の 他	

Lesson 6

図形とイラストの挿入

Lesson 6では、Wordで図形やイラストを使った様々な表現を学習します。図形の挿入の仕方、サイズ変更、スタイルの変更などを確認しましょう。

6-1 図形の挿入

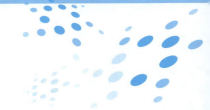

では図形を挿入してみましょう。

6-1-1 LESSON 6の文書の準備

■LESSON6　印刷の向きを横、余白を「やや狭い」、1ページ「31行」に設定し、次の文書を作成しましょう。ファイル名「介護保険のしくみ」で保存します。

完成例

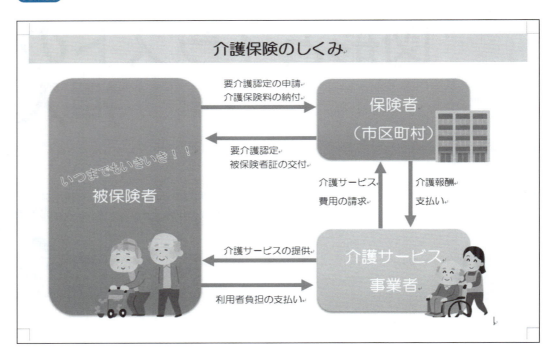

①ページ設定をします。
②1行目にタイトルを入力します。
③「介護保険のしくみ」で保存しましょう。

6-1-2　図形の挿入

①図形を入れるための描画キャンバスを挿入します。［挿入］タブの［図形］をクリックし、一番下のメニューの［新しい描画キャンバス］をクリックします。

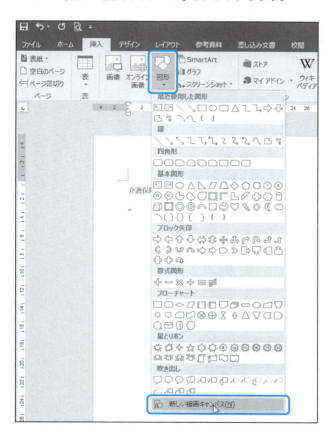

②描画キャンバスが挿入されたら、右下のサイズ変更ハンドルをポイントし、マウスポインタの形が矢印に変わったら、右下方向にドラッグしてサイズを広げます。リボンに［描画ツール］が表示されることを確認します。

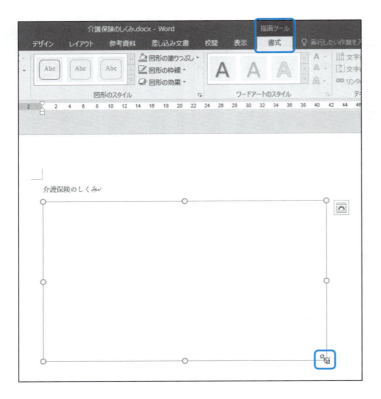

③[描画ツール]の[書式タブ]の[図形の挿入]から[角丸四角形]を選択します。

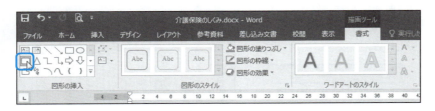

④描画キャンパスの中でドラッグして、適当な大きさにします。後でサイズは変更できます。完成図を参考に、図形を3つ作成しましょう。

⑤次に矢印を作成します。同じく[描画ツール]の[書式]タブの[図形の挿入]から「矢印」を選択します。

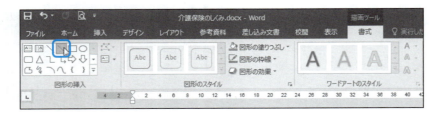

⑥描画キャンパスの中でドラックして作成します。真っ直ぐな矢印を描画したい場合は、Shiftキーを押しながらドラッグします。下の図を参考にすべての矢印を描画しましょう。

6-1 図形の挿入

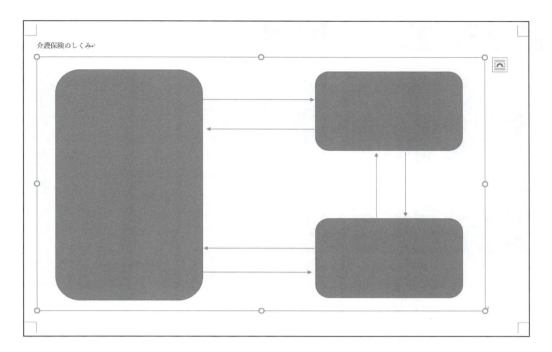

Office 2013の場合

　Office 2013では図形の矢印付の直線の場合、Shiftキーを押しながらドラッグ操作を行っても、水平、垂直の移動からずれて角度付きになってしまいます。描画ツールのサイズで、高さや幅の値を変更すれば、傾かないで長さを変更できます。

　従来のようにShiftキーを押して水平または垂直方向へのみ伸縮するようにしたい場合は、矢印付の直線ではなく、単なる直線で水平または垂直の線を描画してから、図形の書式設定で始点または終点に矢印を追加設定するように作成します。

6-1-3　図の書式設定

　図形の枠線や塗りつぶしの色などの組み合わせが「図形のスタイル」で登録されています。自分で何度も設定をしなくて良いので便利です。「図形のスタイル」を設定するときは、対象の図形を選択しておきます。

① 一番大きい四角形を選択して、[描画ツール] の [書式] タブ の [図形のスタイル] から [光沢　青　アクセント1] を選択します。

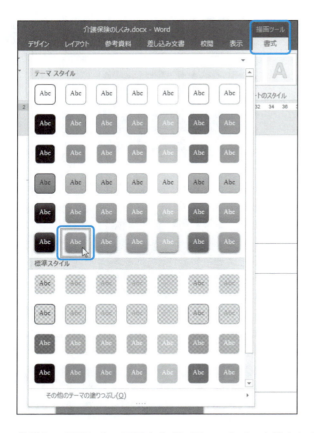

⑥残りの図形にも、下図を参考に図のスタイルを設定します。矢印にはすべて同じスタイルを設定します。

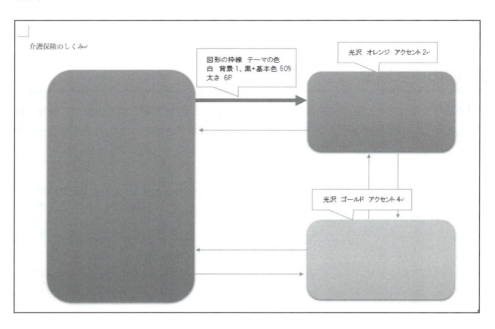

⑦図形の中に文字を入力していきます。

それぞれの図形に文字を入力したら、shiftキーを押しながら3つの図形を選択します。フォントを「HG丸ゴシックM-PRO」、フォントサイズを「20P」に設定します。

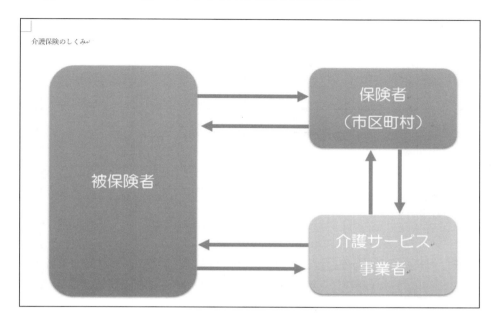

⑧テキストボックスを挿入していきます。[挿入]タブの[テキスト]グループの[テキストボックス]から、[横書きテキストボックスの描画]を選択します。任意の場所でドラッグします。サイズ、場所は後で変更できます。

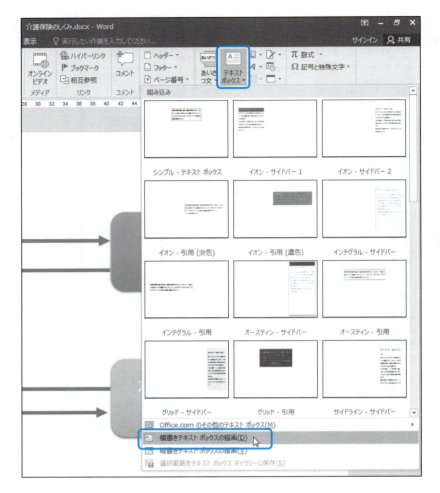

⑨作成したテキストボックスに「要介護認定の申請」と入力します。入力が終わったら、テキストボックスの枠線の上でクリックします。

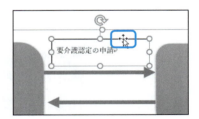

⑩フォントを「HG丸ゴシックM-PRO」、フォントサイズ「14P」に設定します。
⑪[図形の塗りつぶし]を[塗りつぶしなし]に、[図形の枠線]を「線なし」に設定します。

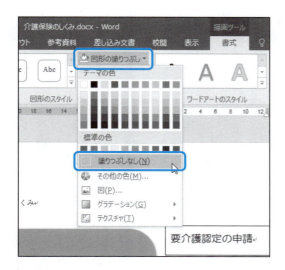

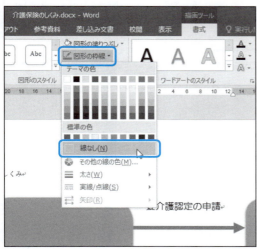

⑫設定が終わったテキストボックスをコピーして、他の文字を入力していきます。コピーを使用することによって、何度も同じ設定を繰り返さないようにします。テキストボックスをコピーするには、Ctrlキーを押しながらドラックします。

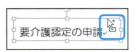

Ctrlキーを押すと、マウスポインタの形が変わります。上の図のような形になったら、ドラッグします。中の文字を書き換えます。下の図を参考にして、その他のテキストボックスを完成させましょう。

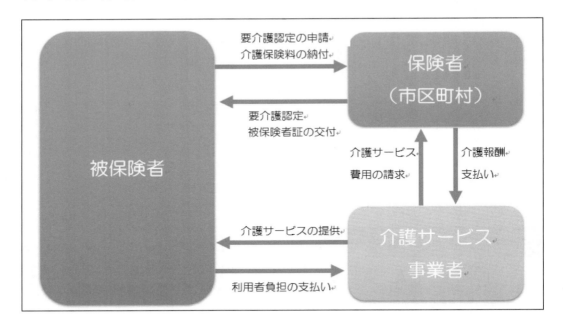

6-2 イラストの挿入

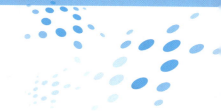

イラストを文書に挿入してみましょう。ここでは図形の中に提供素材のイラスト「被保険者.png」を挿入します。

①「挿入」タブの「画像」をクリックします。

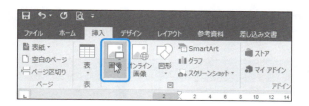

② [図の挿入]のダイアログボックスが起動するので、提供データが入っているフォルダを指定します。
③ 目的のファイルが見つけられたら、クリックして挿入します。画面の中央にイラストが挿入されます。

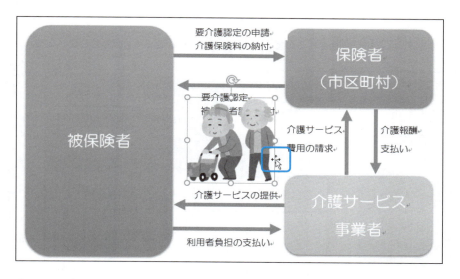

④ マウスポインタをイラストの上にあわせて、ドラッグして移動します。サイズを調整したいときはサイズ変更ハンドルをドラッグして調整します。
⑤ 完成図を参考に、他のイラストも挿入してレイアウトしましょう。

6-3 ワードアートの挿入

ワードアートは、見栄えのよい文字を簡単に作ることができ、テキストを目立たせることができます。ワードアートの挿入の仕方を学習しましょう。

① [挿入] タブの [テキスト] グループの [ワードアートの挿入] ボタンをクリックします。スタイルは [塗りつぶし青　アクセント1　輪郭　背景1　影（ぼかしなし）　アクセント1] を選択します。

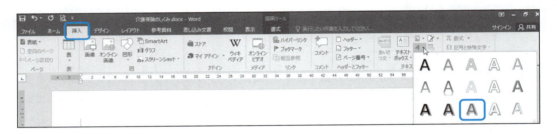

② 中央に「ここに文字を入力」と枠が配置されるので、「いつまでもいきいき！！」と入力しましょう。

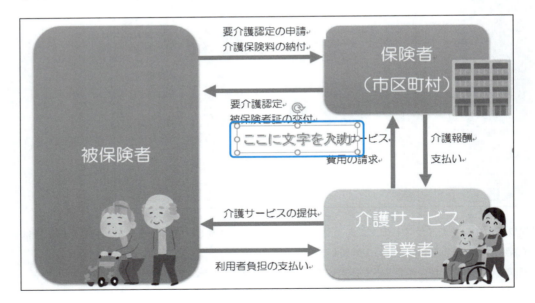

③被保険者の図形のところまで移動させ、回転ハンドルにあわせて回転させます。

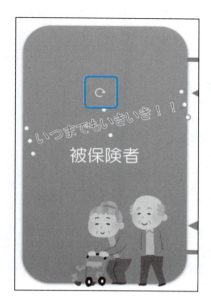

④タイトルに以下の設定をしましょう。
- ✓　フォント「HG丸ゴシックM-PRO」
- ✓　フォントサイズ「24P」
- ✓　太字
- ✓　中央揃え
- ✓　段落の背景色　「白、背景1、黒+基本色15%」

⑤設定が終了したら、上書き保存します。

練習問題 6-1　次の文書を作成しましょう。上下の余白を「20mm」、印刷の向きを「横」、文字数「63字」、行数「33行」に設定します。ファイル名「大腸内視鏡検査の手順」で保存します。

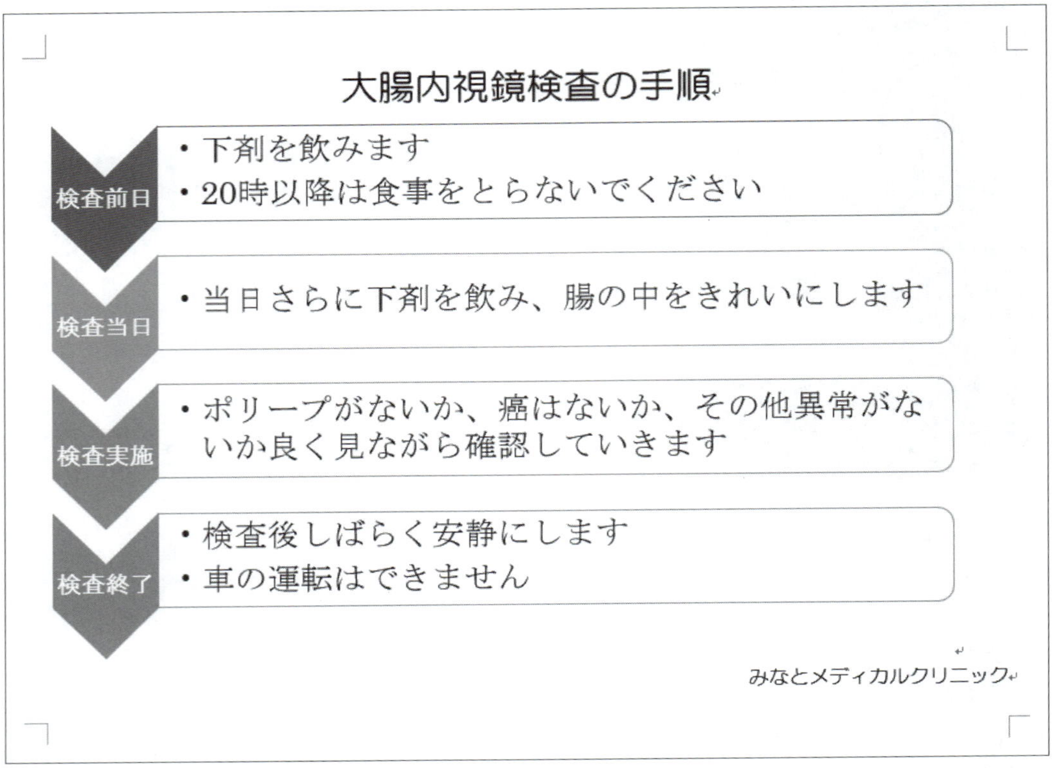

大腸内視鏡検査の手順

検査前日
- 下剤を飲みます
- 20時以降は食事をとらないでください

検査当日
- 当日さらに下剤を飲み、腸の中をきれいにします

検査実施
- ポリープがないか、癌はないか、その他異常がないか良く見ながら確認していきます

検査終了
- 検査後しばらく安静にします
- 車の運転はできません

みなとメディカルクリニック

> **ヒント**
> ［挿入］タブからSmartArtを使用して図形を作成しましょう。

練習問題6-2　提供素材のイラストを使って、次の文書を作成しましょう。余白を「狭い」に設定します。ファイル名「夏の食事」で保存します。

夏を元気に過ごすための食事のPOINT！！

●ビタミンB₁で疲労回復！

ビタミンB₁は疲労回復や糖質の分解を助けるビタミンです。疲労回復ビタミンと呼ばれるほど、疲労回復に効果があります。夏の食材ではうなぎや枝豆のほか、納豆などの大豆製品、豚肉、レバーなどに豊富に含まれています。人の体内では作られないので、食事からの摂取を心がける必要があります。

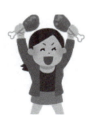

●抗酸化物質で肌や髪のダメージSTOP！

夏は強い紫外線を浴びてしまい、肌や髪にダメージを与えてしまいます。トマトなどに含まれるリコピン、緑黄色野菜に豊富なビタミンA、ビタミンC、ビタミンEなどの抗酸化物質をとって、体の中から紫外線対策を行ないましょう。

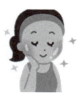

●ひんやり・あっさりの食事にご用心

暑い日の冷たいビールやアイスはとてもおいしいものです。夏は飲み物のほか、そうめんなどつめたくてあっさりしたもので食事を済ませてしまいがちですが、栄養バランスは偏ってしまいます。おかずを一品でも追加するなど炭水化物ばかりの食事にならないよう注意しましょう。冷たいもののとりすぎで消化器官の機能が低下し、食欲が落ちたり、夏バテを引き起こす原因となってしまいますので冷たいものもほどほどに。

●正しい水分補給はできていますか？

水分補給は一度にたくさん飲むのではなく、少しずつこまめに飲むように心がけましょう。できるだけ常温のものを飲むようにします。そのほか目的に応じて飲み物のタイプを変えてみましょう。運動時などは大量の汗をかくため、水分だけでなく塩分も失ってしまいます。スポーツドリンクなどをとるなど工夫してみましょう。

Lesson 7

集計表の作成

　Excelは研究発表に使用する数値データの分析や患者の情報管理など仕事に欠かせないものであると同時に、例えば学校の学生名簿、年賀状の住所録の管理や家計簿の作成など、実はたくさんの場面で活躍している便利なアプリケーションです。Lesson 7からLesson 12までは、このExcelについて学習します。
　Lesson 7ではExcelの特徴を理解できるように画面構成や基本操作を学びます。さらにデータ入力や表の作成、基本的な表計算の方法を学習していきます。

7-1 Excelの基本操作

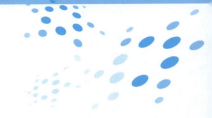

　Microsoft Excel 2016を使用して、表計算ソフトの基礎的な操作方法を学んでいきます[※1]。Excelの機能は大きく分けて3つあります。①表作成機能、②グラフ作成機能、③データベース機能、です。どれもデータ処理には欠かせない機能です。

[※1] Excel 2013でも操作はほとんど変わりません。操作の異なる部分には、【Office 2013の場合】というヒントを設けています。

7-1-1 画面構成

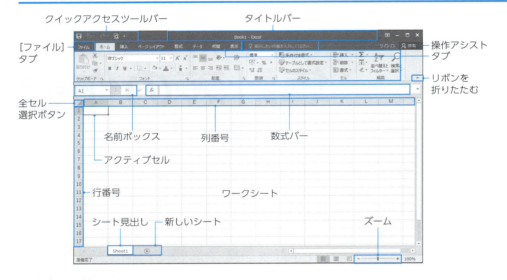

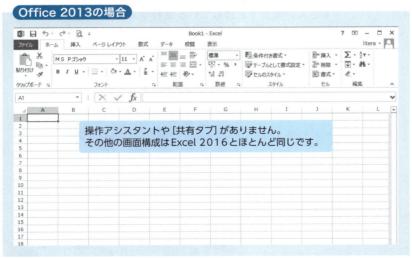

Office 2013の場合
操作アシスタントや [共有タブ] がありません。
その他の画面構成は Excel 2016 とほとんど同じです。

7-1-2　各部の機能

名　称	機　能
[ファイル]タブ	ファイルを開く、保存する、印刷するなど基本的なコマンドがまとめられています。
クイックアクセスツールバー	よく利用するコマンドボタンを配置することで、すばやく操作することができます。カスタマイズも可能です。
リボン	様々なコマンドがタブごとにまとめられています。
タイトルバー	ファイル名とアプリケーション名が表示されます。
操作アシスト	この部分に入力して、Excelのヘルプを参照できます。
名前ボックス	現在選択されているセル番地や登録した名前が表示されます。
数式バー	セルに入力されている値や数式を編集する領域です。
行番号	行番号を表示しています。数字で表現し、1,048,576行まであります。
列番号	列番号を表示しています。アルファベットで表現し、XFD列まであります。
シート見出し	ワークシートの見出しです。
ワークシート	「セル」を「行」と「列」に沿って敷き詰めるように並べて構成されている領域。
セル	ワークシート内にある線で囲まれた升目のこと。
新しいシート	アクティブシートの右側に新しいワークシートが追加されます。
ズーム	レバーをドラッグしてサイズを変更します。

7-1-3　マウスポインタの形

Excelでは、操作によってマウスポインタの形が変わります。

- 範囲選択するとき
- メニューやコマンドボタンをポイントしたり、クリックしたりするとき
- 数式バーをクリックしたり、セルにデータを入力しているとき
- アクティブセルの枠線上にポイントしたとき。Ctrlキーを押しながらドラッグすると選択範囲をコピーすることができます
- アクティブセルまたは選択範囲の右下角にポイントしたとき
- 列番号の境界線上にポイントしたとき
- 行番号の境界線上にポイントしたとき

7-2
データ入力の基礎

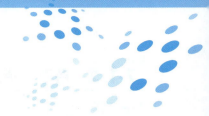

では実際にExcelにデータを入力していきましょう。

7-2-1 データ入力

　Excelでは、新規作成するとワークシートと呼ばれる編集領域が表示されます。選択したセルに数値データや文字データを入力していきます。Excelは起動時の入力モードは「半角英数」=「日本語入力システムオフ」になっています。文字データを入力する場合は入力モードを「ひらがな」=「日本語入力システムオン」に変えます。

①セルA1からA4に数値データを入力します。
セルA1に「100」と入力し、Enterキーを押すと処理対象のセルが下方向に移動します。

	A	B
1	100	
2	5	
3	20	
4	3000	

入力が確定すると、数値データはセルの中に右揃えで配置されます。
②セルB1からB4に文字データを入力します。日本語入力システムをオンに切り替えて入力します。
セルB1に「患者」と入力します。スペースキーで変換し、Enterキーを押すと変換が確定します。もう一度Enterキーを押すと文字が確定し、アクティブセルが下方向に移動します。

	A	B
1	100	患者
2	5	副作用
3	20	治療法
4	3000	手術

入力が確定すると、文字データはセルの中に左揃えで配置されます。
このようにExcelではセルに入力されたデータが文字データなのか数値データなのか判別します。
計算対象になる数値データ、または数式は必ず日本語入力システムをオフにして入力しましょう。

7-2-2 アクティブセルの移動

キー名称	移動方向
Enterキー	下
Enter＋Shiftキー	上
Tabキー	右
Tab＋Shiftキー	左
↑、↓、→、←キー	表示どおり

注：＋は2つのキーを同時に押すことを意味します。

> **参考**
>
> **セルA1に移動**
>
> Ctrl＋Homeキーを押すと、セルA1に移動します。

7-2-3 データの移動とコピー

「切り取り」、「コピー」、「貼り付け」コマンドを使って、データを移動またはコピーすることができます。

●データの移動（A4のデータをA6に移動）

①セルA4を選択し、［ホーム］タブの［切り取り］ボタンをクリックします。

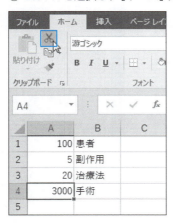

②選択した部分が破線で囲まれます。

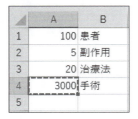

③貼り付けたいセルを選択し、［ホーム］タブの［貼り付け］ボタンをクリックします。

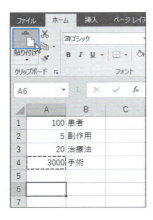

④データが貼り付けられました。セルA4にあったデータがセルA6に移動しました。

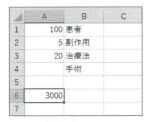

●データのコピー（B3のデータをB6にコピー）

①セルB3を選択し、[ホーム]タブの[コピー]ボタンをクリックします。

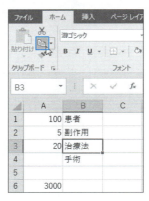

②選択した部分が破線で囲まれます。

③貼り付けたいセルを選択し、[ホーム]タブの[貼り付け]ボタンをクリックします。

④データが貼り付けられました。今度はセルB3のデータは残ったまま、セルB6にデータが貼り付けられました。

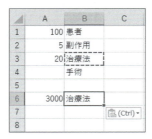

参考

ショートカットキーの利用

　ショートカットキーとは、キーボードを使って操作を簡単に行うための機能です。コマンド選択を、リボンのメニューをたどらずにキーボードのキーに割り当てられた1～2個のキーを押すことで、実行します。ショートカットキーを使用すると、文書の編集を行っている場合などに効率よく作業を行うことができます。移動やコピーなどの編集操作は頻繁に使用するので、主なショートカットキーの使い方を覚えておきましょう。

Ctrl ＋ Aキー	すべて選択
Ctrl ＋ Cキー	選択した範囲（セル）をコピー
Ctrl ＋ Xキー	選択した範囲（セル）を切り取り
Ctrl ＋ Vキー	コピーまたは切り取った範囲（セル）を貼り付ける
Escキー	作業の取り消し、元に戻す

7-2-4　データの削除

①A1の「100」を削除しましょう。セルA1をクリックし、Deleteキーを押します。

②B1からB4の文字データを削除しましょう。削除したいセルを範囲選択（マウスでドラッグ）し、Deleteキーを押します。

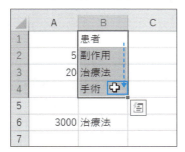

③残りのデータを全部削除しましょう。全セル選択ボタンを押して、Deleteキーを押します。

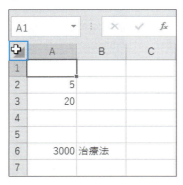

7-3 数式を使った表作成

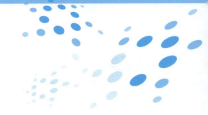

表作成はExcelの基本です。簡単な表を作成しながら、Excelの操作を習得しましょう。

■LESSON7　表を作成し、ファイル名「世帯数の推移」で保存しましょう。

完成例

	A	B	C	D	E	F	G	H	I	J
1	世帯構造別にみた世帯数の推移									
2										
3		2010年	2011年	2012年	2013年	2014年	2015年	2016年	前年比	
4	単独	12,386	11,787	12,160	13,285	13,662	13,517	13,434	99.39%	
5	核家族	29,097	28,281	28,993	30,163	29,870	30,316	30,234	99.73%	
6	三世代	3,835	3,436	3,648	3,329	3,464	3,264	2,947	90.29%	
7	その他	3,320	3,180	3,370	3,334	3,435	3,265	3,330	101.99%	
8	高齢者	10,207	9,581	10,241	11,614	12,214	12,714	13,271	104.38%	
9										

7-3-1　数式の入力

①下の図を参考にして演習1に必要な文字や数値を入力します。数値データは入力モードを「半角英数」＝「日本語入力モードオフ」で入力しましょう。
データ入力が終わったら保存します。

	A	B	C	D	E	F	G	H	I
1	世帯構造別にみた世帯数の推移								
2									
3		2010年	2011年	2012年	2013年	2014年	2015年	2016年	前年比
4	単独	12386	11787	12160	13285	13662	13517	13434	
5	核家族	29097	28281	28993	30163	29870	30316	30234	
6	三世代	3835	3436	3648	3329	3464	3264	2947	
7	その他	3320	3180	3370	3334	3435	3265	3330	
8	高齢者	10207	9581	10241	11614	12214	12714	13271	

②2015年度から2016年度の前年比を入力します。
セルI4に数式「=H4/G4」を入力します。数式を入力するときは、必ず入力モードを「半角英数」＝「日本語入力モードオフ」にしておきましょう。
最初に「=」を入力します。

数式におけるセル番地は、対象のセルをクリックすることで入力できます。これをセル参照といいます。セル参照を利用すると、1つのセルの値を複数の数式で利用したり、参照したセルの値の変更を自動的に数式に反映させたりすることができます。

> **参考**
>
> **セル参照の種類**
>
> セル参照には、相対参照、絶対参照があります。
> - 相対参照：参照先が数式に合わせて変化する参照方法です。数式が入力されているセルを基準として、ほかのセルの位置を相対的な位置関係で指定します。数式をコピーすると、コピー先のセル位置に応じて参照先のセルが自動的に変化します。
> - 絶対参照：参照するセルが常に固定される参照方法です。「B1」のように「$」を付けることで固定します。数式をコピーすると、どの数式も同じセルを参照します。

③セル参照を使い数式をすべて入力し、Enterキーを押して確定します。

数式バーに数式が表示され、セルI4には計算結果が表示されていることを確認します。

> **参考**
>
> **四則演算子**
>
> | 演　　算 | 記　　号 | 読み方 |
> |---|---|---|
> | 加算 | + | プラス |
> | 減算 | - | マイナス |
> | 乗算 | * | アスタリスク |
> | 除算 | / | スラッシュ |
>
> 乗算と除算は普段使用する記号と違うので注意しましょう。

7-3-2 数式のコピー

セルI4の右下にマウスポインタをあわせて、下方向にドラッグします。

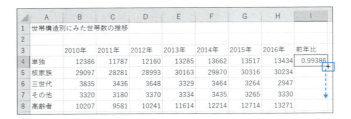

7-3-3 表示形式の設定

①数値データに「桁区切りスタイル」を設定します。数値データB4～H8を範囲選択して、[ホーム]タブの[数値]グループの中から、[桁区切りスタイル]ボタンをクリックします。

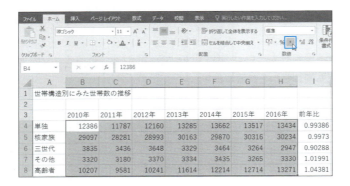

②前年比に[％]パーセントスタイルを設定します。

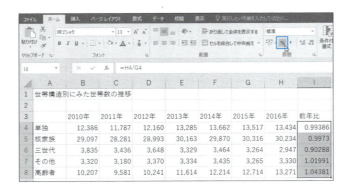

③小数点第2位までの表示に変更します。

［小数点以下の表示桁数を増やす］ボタンを2回クリックします。

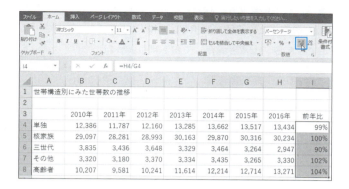

7-3-4　データの配置

　表の見出しは配置を変更したり、書式を設定したりするなどして他のデータと区別します。見出しをセルの中で中央揃えにしましょう。

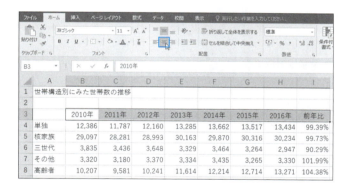

7-3-5 罫線の設定

　Excelでは操作がしやすいように枠線が表示されていますが、枠線は印刷されません。表を作成したら、その部分に罫線を設定しましょう。罫線を設定したい範囲を選択し、[ホーム]タブの[罫線]―[格子]ボタンをクリックして設定します。設定できたら、上書き保存しておきましょう。

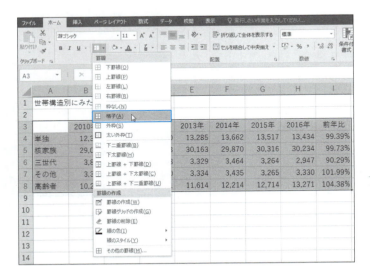

練習問題7-1

表を作成し、ファイル名「BMI計算書」で保存しましょう。
◆BMI＝体重（kg）÷（身長（m）×身長（m））
身長の単位に気をつけましょう。日本では身長を表すときに「cm」センチメートルを使用することが多いようですが、BMI計算では「m」メートルを使用します。

完成例

	A	B	C	D
1	BMI計算書			
2				
3	氏名	身長（m）	体重	BMI
4	A	1.7	83	28.7197
5	B	1.68	62	21.9671
6	C	1.78	73	23.04
7	D	1.66	75	27.2173
8	E	1.72	68	22.9854
9	F	1.69	58	20.3074

練習問題 7-2

練習問題1で作成した「BMI計算書」を開いて、GさんとHさんの身長と体重のデータを追加したのち、標準体重とエネルギー量を追加し、ファイル名「適正なエネルギー量」で保存しましょう。

◆標準体重　　　：身長（m）×身長（m）×22
◆エネルギー量：標準体重×30（身体活動量）

完成例

	A	B	C	D	E	F
1	適正なエネルギー量					
2						
3	氏名	身長（m）	体重	BMI	標準体重	エネルギー量
4	A	1.7	83	28.7197	63.58	1907.4
5	B	1.68	62	21.9671	62.0928	1862.784
6	C	1.78	73	23.04	69.7048	2091.144
7	D	1.66	75	27.2173	60.6232	1818.696
8	E	1.72	68	22.9854	65.0848	1952.544
9	F	1.69	58	20.3074	62.8342	1885.026
10	G	1.73	51	17.0403	65.8438	1975.314
11	H	1.58	65	26.0375	54.9208	1647.624

Lesson 8

関数を使った表計算1

Lesson 8と次のLesson 9では、Excelで用意されている代表的な関数を使って表を作成してみましょう。関数は、セルに定められた数式を入力することによって、目的の値を簡単に計算できる機能です。この関数を使いこなせると、Excelを有効活用できます。頑張って学習してみましょう。

8-1 関数を使った表作成

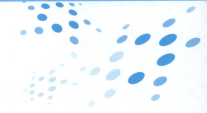

ではさっそくExcelの関数を使った表の作成をしてみましょう。まずは、Excelで連続データを入力するときの基本であるオートフィルから学んでおきましょう。

■**LESSON8-1**　表を作成し、ファイル名「要介護認定者数」で保存しましょう。

完成例　平成26年版　厚生労働白書より

	A	B	C	D	E	F	G	H
1				要介護認定者数				
2								
3		2013年	2014年	2015年	2016年	2017年	総数	構成比（5年合計）
4	要支援1	800,052	852,750	886,598	892,190	888,266	4,319,856	14.08%
5	要支援2	790,391	827,691	852,285	866,207	878,216	4,214,790	13.74%
6	要介護1	1,089,568	1,147,911	1,204,577	1,245,470	1,289,489	5,977,015	19.49%
7	要介護2	1,016,955	1,052,241	1,076,001	1,097,515	1,120,804	5,363,516	17.49%
8	要介護3	759,532	784,409	804,814	825,951	848,814	4,023,520	13.12%
9	要介護4	707,917	723,844	741,312	759,956	782,408	3,715,437	12.11%
10	要介護5	618,794	612,910	609,695	609,738	608,360	3,059,497	9.97%
11	認定総数	5,783,209	6,001,756	6,175,282	6,297,027	6,416,357	30,673,631	100.00%

8-1-1　オートフィル

　オートフィルとは、書式も含めたセルの中身をコピーしたり、連続データを入力したりすることができる機能のことです。アクティブセルの右下にあるフィルハンドルにマウスポインタを合わせてドラッグします。

例）連続データ

月のほかにも曜日や干支など、連続性のあるデータはオートフィルで入力することができます。

例)数値データ
数値が入力されているセルにオートフィルを使用すると、同じ数値が入力されます。[オートフィルオプション]ボタンをクリックして、一覧から[連続データ]を選択すると、連続した値に変更できます。

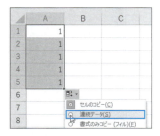

①「要支援1」と入力したあと、オートフィル機能を使用して、「要支援2」まで入力しましょう。さらに「要介護1」から「要介護4」まで入力します。

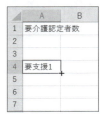

②オートフィル機能を使用して、「2013年」から「2016年」までを入力しましょう。
③下の図を参考にしてデータを入力しましょう。入力が終わったら保存します。

	A	B	C	D	E	F	G
1	要介護認定者数						
2							
3		2013年	2014年	2015年	2016年	総数	構成比
4	要支援1	800052	852750	886598	892190		
5	要支援2	790391	827691	852285	866207		
6	要介護1	1089568	1147911	1204577	1245470		
7	要介護2	1016955	1052241	1076001	1097515		
8	要介護3	759532	784409	804814	825951		
9	要介護4	707917	723844	741312	759956		
10	認定総数						

8-1-2　行と列の挿入

「2017年」のデータと「要介護5」のデータを追加します。
①行を挿入します。10行目の行番号の上にマウスポインタを合わせて、右向きの黒い矢印が表示されたらクリックします。
10行目が選択された状態になります。

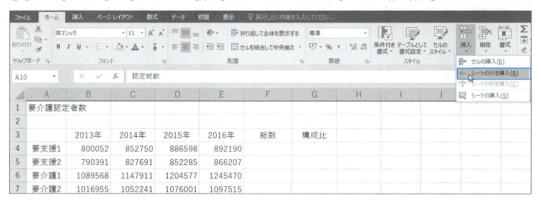

② [ホーム] タブの [セル] グループの [挿入] ボタンをクリックし、[シートの行を挿入] をクリックします。

③ 1行挿入されます。

④ 列を挿入します。F列の列番号の上にマウスポインタを合わせて、下向きの黒い矢印が表示されたらクリックします。

F列が選択された状態になります。

⑤ [ホーム] タブの [セル] グループの [挿入] ボタンをクリックし、[シートの列を挿入] をクリックします。

⑥ 1列挿入されます。

⑦ 挿入した行と列にそれぞれデータを入力しましょう。

	A	B	C	D	E	F	G	H
1	要介護認定者数							
2								
3		2013年	2014年	2015年	2016年	2017年	総数	構成比
4	要支援1	800052	852750	886598	892190	888266		
5	要支援2	790391	827691	852285	866207	878216		
6	要介護1	1089568	1147911	1204577	1245470	1289489		
7	要介護2	1016955	1052241	1076001	1097515	1120804		
8	要介護3	759532	784409	804814	825951	848814		
9	要介護4	707917	723844	741312	759956	782408		
10	要介護5	618794	612910	609695	609738	608360		
11	認定総数							

8-1-3 関数の入力（SUM関数）

関数とは、計算をするためにあらかじめ定義された数式のことです。引数（ひきすう）と呼ばれる値を決められた書式に従って指定します。関数を使用すると、複雑な計算や条件式を使った計算などが効率よく行えます。

●関数の書式
例）SUM関数（加算の関数）

= <u>SUM</u>　<u>（B4：F10）</u>
　関数名　　　引数

「：」（コロン）は範囲を表します。例の場合は「セルB4からセルF10の範囲を足しなさい」という意味になります。
離れたセルの値を加算したい場合は、「,」（カンマ）で区切って指定します。

●SUM関数

> SUM関数・・・数学/三角関数　　　SUM（範囲）
> 　　　　　　　指定した引数の合計の値を返します

①SUM関数を使用して「認定総数」を入力します。
計算したい数値が入っているセルと、答えを出したい空白のセルを一緒に選択します。

	A	B	C	D	E	F	G	H
1	要介護認定者数							
2								
3		2013年	2014年	2015年	2016年	2017年	総数	構成比
4	要支援1	800052	852750	886598	892190	888266		
5	要支援2	790391	827691	852285	866207	878216		
6	要介護1	1089568	1147911	1204577	1245470	1289489		
7	要介護2	1016955	1052241	1076001	1097515	1120804		
8	要介護3	759532	784409	804814	825951	848814		
9	要介護4	707917	723844	741312	759956	782408		
10	要介護5	618794	612910	609695	609738	608360		
11	認定総数							
12								

②［数式］タブの［関数ライブラリ］グループの［オートSUM］ボタンをクリックします。
ボタンは2つに分かれています。上のアイコンをクリックします。

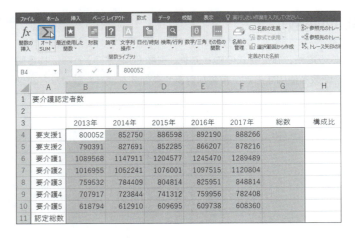

③年度ごとの認定総数が計算されます。

●絶対参照

総数の構成比を計算するために絶対参照を使います。

①セルH4に「＝G4/G11」の数式を入力し、下方向にコピーしてみましょう。

②エラーが表示されます。

③エラーになったセルH5をクリックして数式を確認してみます。「＝G5/G12」となっています。セルG12は空白のセルで値がなにも入っていません。計算式では、空白のセルは「0」となるためエラーが出ています。

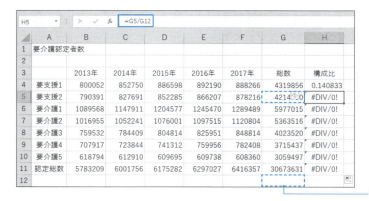

空白のセルを参照している

④数式をコピーしても分母のセルG11が動かないように数式を変更します。このときに使うのが絶対参照です。セルH4をクリックし、数式バーの「G11」の部分をドラッグして選択します。キーボードのF4キーを押すと、「＄G＄11」と絶対参照に設定されます。

キーを使った絶対参照の指定
F4キーを押すごとに＄の入力位置が循環します。

1回目 → ＄A＄1　　列も行も固定
2回目 → A＄1　　　行だけ固定
3回目 → ＄A1　　　列だけ固定
4回目 → A1　　　　固定なし（相対参照）

※列だけあるいは行だけ固定する参照方法を「複合参照」といいます。

エラーの種類

#####	セルの幅が足りない
#NULL!	存在しないセルを参照している
#DIV/0!	0（ゼロ）または空白のセルで割り算している
#VALUE!	引数の種類が間違っている
#REF!	参照しているセルが削除された
#NUM!	引数の数値が適切な範囲を超えている
#N/A	値が適切でない、使用できる値がない

⑤数式を修正したら、下方向へコピーします。今度はエラーが出ず、値が表示されます。

	A	B	C	D	E	F	G	H
1	要介護認定者数							
2								
3		2013年	2014年	2015年	2016年	2017年	総数	構成比
4	要支援1	800052	852750	886598	892190	888266	4319856	0.140833
5	要支援2	790391	827691	852285	866207	878216	4214790	0.137408
6	要介護1	1089568	1147911	1204577	1245470	1289489	5977015	0.194858
7	要介護2	1016955	1052241	1076001	1097515	1120804	5363516	0.174858
8	要介護3	759532	784409	804814	825951	848814	4023520	0.131172
9	要介護4	707917	723844	741312	759956	782408	3715437	0.121128
10	要介護5	618794	612910	609695	609738	608360	3059497	0.099744
11	認定総数	5783209	6001756	6175282	6297027	6416357	30673631	1

⑥表示形式をパーセントスタイルに変更します。セルH4からH11を範囲選択し、[ホーム]タブの[数値]グループの[パーセントスタイル]ボタンをクリックします。
⑦小数点以下第1位まで表示させます。[ホーム]タブの[数値]グループの[小数点以下の表示桁数を増やす]ボタンをクリックします。

●列幅、行の高さの変更
入力したデータやフォントサイズによっては、デフォルトのセルの幅、高さではデータが見にくいことがあります。行・列ともに任意のサイズに変更することができます。
①列幅の変更
H列とI列の境界線にマウスポインタをあわせて、ポインタの形が変わったら「12.00」と表示されるまで右方向にドラッグします。

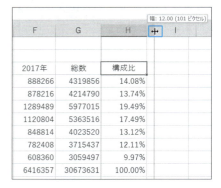

②「構成比」の下に「(5年合計)」と追加します。セルの中で改行するには、Altキーを押しながらEnterキーを押します。
③行の高さを変更します。11行目と12行目の境界線にマウスポインタをあわせて、ポインタの形が変わったら「27」と表示されるまで下方向にドラッグします。
④完成例を参考に、データの配置を整えましょう。
⑤表の部分に罫線を設定します。
⑥「認定総数」、「構成比」の境界線に二重罫線を設定します。セルA3からF10まで範囲選択します。
⑦[罫線]ボタンの[その他の罫線]をクリックします。

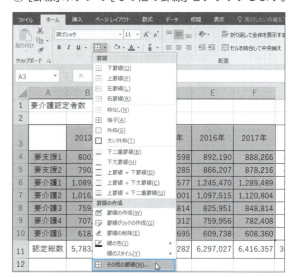

⑧[セルの書式設定]ダイアログボックスが起動します。
線のスタイルから二重罫線を選択し、プレビュー枠でクリックして変更します。

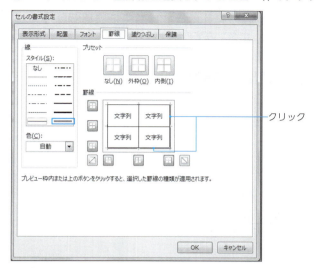
クリック

●セルの結合

複数のセルをまとめるときはセルを結合します。セルを結合してタイトル「要介護認定者数」を表の中央に表示しましょう。

①セルA1からH1を選択します。[ホーム]タブの[配置]グループの[セルを結合して中央揃え]ボタンをクリックします。

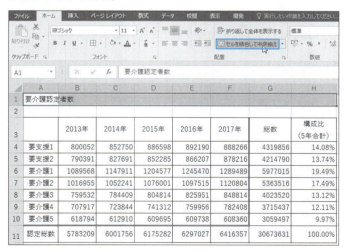

②フォントをHGPゴシックEに、フォントサイズを18pに設定します。

●セルの背景色

①セルに色をつけてみましょう。[ホーム]タブの[フォント]グループの[塗りつぶしの色]ボタンを使います。

セルA3からH3を範囲選択します。[塗りつぶしの色]ボタンの▼の部分をクリックし、[テーマの色]で「緑、アクセント6、白＋基本色80％」を選択します。

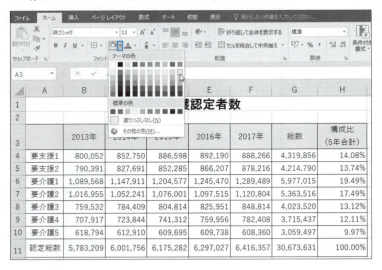

②構成比以外の数値データに桁区切りスタイルを設定しましょう。

③上書き保存します。

■LESSON8-2　表を作成し、ファイル名「バイタルチェック表」で保存しましょう。

完成例

	A	B	C	D	E	F	G	H
1				バイタルチェック表				
2	患者No.							
3								
4	日付	曜日	体温	脈拍	呼吸	血圧		担当
5						最低	最高	
6	3月1日	月	36.5	65	15	98	150	木村
7	3月2日	火	37.0	70	14	100	153	今任
8	3月3日	水	36.8	72	16	95	148	今任
9	3月4日	木	36.5	62	16	100	152	久冨
10	3月5日	金	37.1	73	18	99	151	木村
11	3月6日	土	37.8	74	20	98	152	木村
12	3月7日	日	36.7	68	16	101	149	久冨
13	平均		36.9143	69.1429	16.4286	98.7143	150.714	
14	最高		37.8	74	20	101	153	
15	最低		36.5	62	14	95	148	

8-1-4 LESSON 8-2のデータの準備

①下の図を参考にデータを入力します。体温などの数値データは日本語入力オフの状態で入力します。
「37.0」と入力しても「37」と表示されますが、後で修正しますのでそのまま入力します。

	A	B	C	D	E	F	G	H
1	バイタルチェック表							
2	患者No.							
3								
4	日付	曜日	体温	脈拍	呼吸	血圧		担当
5						最低	最高	
6	3月1日	月	36.5	65	15	98	150	木村
7	3月2日	火	37	70	14	100	153	今任
8	3月3日	水	36.8	72	16	95	148	今任
9	3月4日	木	36.5	62	16	100	152	久富
10	3月5日	金	37.1	73	18	99	151	木村
11	3月6日	土	37.8	74	20	98	152	木村
12	3月7日	日	36.7	68	16	101	149	久富
13	平均							
14	最高							
15	最低							

数値データ

②列幅を適宜調整して、セルを結合し、データの配置を整えましょう。

	A	B	C	D	E	F	G	H
1	バイタルチェック表							
2	患者No.							
3								
4	日付	曜日	体温	脈拍	呼吸	血圧		担当
5						最低	最高	
6	3月1日	月	36.5	65	15	98	150	木村
7	3月2日	火	37	70	14	100	153	今任
8	3月3日	水	36.8	72	16	95	148	今任
9	3月4日	木	36.5	62	16	100	152	久富
10	3月5日	金	37.1	73	18	99	151	木村
11	3月6日	土	37.8	74	20	98	152	木村
12	3月7日	日	36.7	68	16	101	149	久富
13	平均							
14	最高							
15	最低							

③名前を付けて保存します。

8-1-5 関数の入力(AVERAGE関数)

● AVERAGE関数

AVERAGE関数・・・統計関数　　AVERAGE(範囲)
指定した範囲から平均値を求めます
空白のセル、文字列、論理値は計算対象になりません

① AVERAGE関数を使用して「平均」を入力します。

セルC13を選択します。[数式]タブの[オートSUM]ボタンの文字の部分をクリックし、[平均]を選択します。

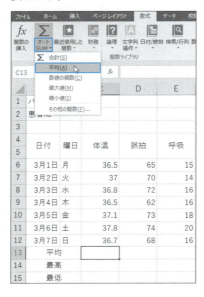

② AVERAGE関数が挿入されます。範囲が正しいことを確認してEnterキーを押して確定します。

③数式をセルG13までコピーします。

	A	B	C	D	E	F	G	H
1	バイタルチェック表							
2	患者No.							
3								
4	日付	曜日	体温	脈拍	呼吸	血圧		担当
5						最低	最高	
6	3月1日	月	36.5	65	15	98	150	木村
7	3月2日	火	37	70	14	100	153	今任
8	3月3日	水	36.8	72	16	95	148	今任
9	3月4日	木	36.5	62	16	100	152	久冨
10	3月5日	金	37.1	73	18	99	151	木村
11	3月6日	土	37.8	74	20	98	152	木村
12	3月7日	日	36.7	68	16	101	149	久冨
13	平均		36.9143	69.1429	16.4286	98.7143	150.714	
14	最高							
15	最低							

8-1-6 関数の入力（MAX関数とMIN関数）

●MAX関数とMIN関数

> MAX関数・・・統計関数　　MAX（範囲）
> 　　　　　指定した範囲の最大値を抽出します
> MIN 関数・・・統計関数　　MIN（範囲）
> 　　　　　指定した範囲の最小値を抽出します

①MAX関数を使用して「最高」、MIN関数を使用して「最低」を入力します。
セルC14を選択します。［数式］タブの［オートSUM］ボタンの文字の部分をクリックし、［最大値］を選択します。

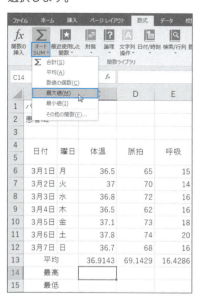

②MAX関数が挿入されます。範囲を確認すると、セルC6からC13となっており、「平均」まで含めた範囲で最大値を返しています。

③正しい範囲を選択します。セルC6からC12までを選択します。正しい範囲を選択できたらEnterキーで確定します。

④続けてMIN関数を使用して「最低」を入力します。セルC15を選択し、［オートSUM］ボタンの文字の部分をクリックし、［最小値］を選択します。

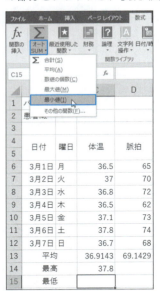

⑤範囲選択がセルC6からC14までとなっているので、正しい範囲を選択しEnterキーで確定します。

⑥セルC14とC15を選択し、セルG15までコピーします。

●表示形式の設定

①「体温」のデータを小数点第1位の表示に揃えます。[ホーム]タブの[数値]グループのダイアログボックスを起動します。

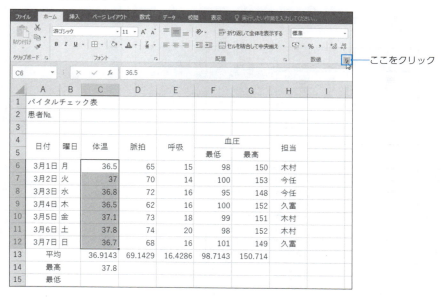

②ダイアログボックスが起動したら、[表示形式]タブの[分類]から[数値]を選択し、小数点以下の桁数を「1」にして、[OK]をクリックします。

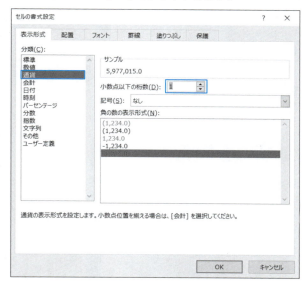

③同様の操作で「平均」のデータを小数点第2位の表示にしましょう。
④完成例を参考に表を完成させ、上書き保存しましょう。

■練習問題8　表を作成し、ファイル名「年齢階級別人数」で保存しましょう。
完成例

年齢階級	性別		総計	構成比
	男性	女性		
65歳未満	44	40	84	2.39%
65～69歳	52	53	105	2.98%
70～74歳	104	139	243	6.91%
75～79歳	170	310	480	13.64%
80～84歳	179	597	776	22.05%
85～89歳	172	666	838	23.81%
90～94歳	110	583	693	19.69%
95～99歳	36	219	255	7.25%
100歳以上	5	40	45	1.28%
総計	872	2647	3519	100.00%

タイトル: 年齢階級別人数

Lesson 9

関数を使った表作成2

Lesson9では、引き続き関数の利用方法を学びます。セルの個数を数え上げるCOUNT関数、COUNTA関数や、昇順/降順を求めるRANK.EQ関数、条件式の真偽によって式を実行するためのIF関数について学びましょう。

9-1 LESSON 9-1のデータの準備

最初のLESSON 9-1の学習に必要なデータを準備しましょう。

■**LESSON 9-1** 表を作成し、ファイル名「看護必要度測定表」で保存しましょう。

完成例

	A	B	C	D	E	F	G
1	看護必要度測定表						
2	患者No.	10001	10002	10003	10004	10005	10006
3	心電図モニターの管理	○				○	
4	輸液ポンプの管理		○	○			
5	動脈圧測定（動脈ライン）	○	○				
6	シリンジポンプの管理	○	○				○
7	中心静脈圧測定		○	○			○
8	人工呼吸器の装着		○				
9	輸血や血液製剤の管理		○	○	○		
10	肺動脈圧測定	○					○
11	特殊な治療法等				○		
12	カウント数	4	6	3	2	1	3
13	点数合計	8	12	6	4	2	6
14	必要度	2	1	3	5	6	3

①下の図を参考にデータを入力します。

	A	B	C	D	E	F	G
1	看護必要度測定表						
2	患者No.	10001	10002	10003	10004	10005	10006
3	心電図モニターの管理	○				○	
4	輸液ポンプの管理		○	○			
5	動脈圧測定（動脈ライン）	○	○				
6	シリンジポンプの管理	○	○				○
7	中心静脈圧測定		○	○			○
8	人工呼吸器の装着		○				
9	輸血や血液製剤の管理		○	○	○		
10	肺動脈圧測定	○					○
11	特殊な治療法等				○		
12	カウント数						
13	点数合計						
14	必要度						

②列幅を適宜調整して、名前を付けて保存しましょう。

9-2 関数の入力（COUNT関数とCOUNTA関数）

入力されているセルの数を数えるCOUNT関数とCOUNTA関数を使ってみましょう。

● COUNT関数、COUNTA関数

COUNT関数 ‥‥‥ 統計関数		COUNT（範囲）
	数値データが入力されているセルを数える	
COUNTA関数 ‥‥ 統計関数		COUNTA（範囲）
	数値、文字列、論理値などのデータが入力されているセルを数える。未入力セルは数えない。	

①「カウント数」に○の数を入力しましょう。「○」の数つまり文字データを数えるので、COUNTA関数を使用します。
セルB12を選択し、［数式］タブの［その他の関数］→［統計関数］から［COUNTA］を選択します。

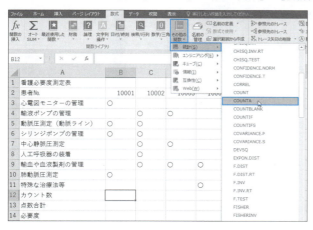

②関数のダイアログボックスが起動します。

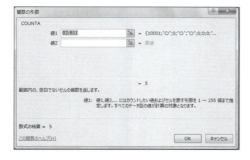

③すでに「値1」に範囲が指定されていますが、正しい範囲を選択するために、セルB3からB11をドラッグします。範囲が正しく選択できたことを確認して、[OK]をクリックします。

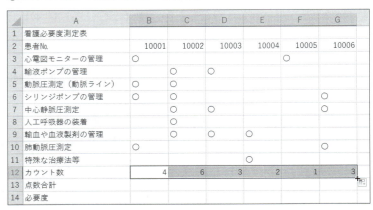

④セルG12まで数式をコピーします。

⑤「点数合計」を入力します。ここでは1カウント2点とするので、セルB13に「＝B12＊2」の計算式を入力します。セルG13まで数式をコピーしましょう。

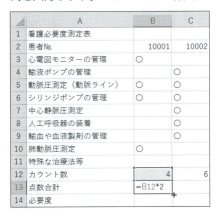

9-3 関数の入力（RANK.EQ関数）

順位を求めるRANK.EQ関数を使ってみましょう。

● RANK.EQ関数

RANK.EQ関数 ･･･ 統計関数　　RANK.EQ（数値、範囲、順序）順位を求めます	
数　値	順位を求めたい数値を指定
範　囲	数値の範囲を指定　　文字列、論理値、空白のセルは無視される
順　序	0を指定：降順　3、2、1…
	1を指定：昇順　1、2、3…

①「必要度」は、「点数合計」が高い患者が1位になるように順番を求めます。

セルB14を選択し、[数式]タブの[その他の関数]→[統計]から[RANK.EQ]を選択します。

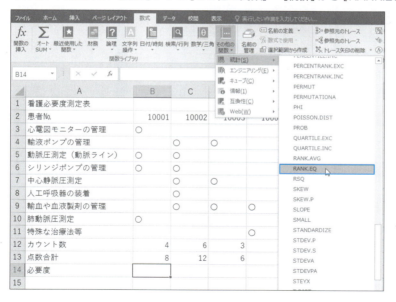

②関数のダイアログボックスに数値を指定します。参照の値は絶対参照にします。

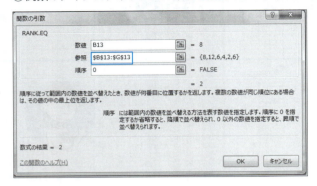

③これで[OK]をクリックし、セルG14まで数式をコピーします。

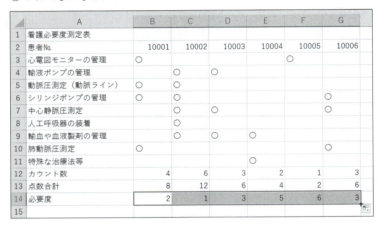

④完成例を参考に表を完成させ、上書き保存しましょう。

9-4 LESSON 9-2のデータの準備

次にLESSON 9-2の学習に必要なデータを準備しましょう。

■**LESSON 9-2** 表を作成し、ファイル名「試験結果」で保存しましょう。

完成例

	A	B	C	D	E	F	G
1	試験結果						
2	氏名	看護技術論	看護技術演習	合計	順位	合否（筆記）	合否（実技）
3	阿部　智子	79	60	139	4	合格	合格
4	石川　真理子	75	56	131	6	合格	不合格
5	上村　隆史	66	69	135	5	合格	合格
6	大澤　健哉	48	26	74	9	不合格	不合格
7	栗田　愛香	76	90	166	1	合格	合格
8	高田　修介	58	87	145	2	不合格	合格
9	長迫　みどり	62	45	107	8	合格	不合格
10	樋口　花奈	80	61	141	3	合格	合格
11	松本　潤一郎	39	73	112	7	不合格	合格

●データ入力

①下の図を参考にデータを入力します。

	A	B	C	D	E	F	G
1	試験結果						
2	氏名	看護技術論	看護技術演習	合計	順位	合否（筆記）	合否（実技）
3	阿部　智子	79	60				
4	石川　真理子	75	56				
5	上村　隆史	66	69				
6	大澤　健哉	48	26				
7	栗田　愛香	76	90				
8	高田　修介	58	87				
9	長迫　みどり	62	45				
10	樋口　花奈	80	61				
11	松本　潤一郎	39	73				

②データを入力したら、名前を付けて保存しましょう。

③合計と順位を出します。順位は合計の点数が高い人が1位とします。RANK.EQ関数を使用しましょう。

9-5 関数の入力（IF関数）

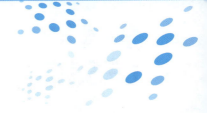

論理式の条件によって実行する内容を変えることができるIF関数を使ってみましょう。

● IF関数

> IF関数… 論理関数IF（論理式、真の場合、偽の場合）
> 　　　　論理式の条件を満たしている場合（＝真の場合）、真の場合に記述された内容を実行、論理式の条件を満たしていない場合（＝偽の場合）、偽の場合に記述された内容を実行する。

ヒント

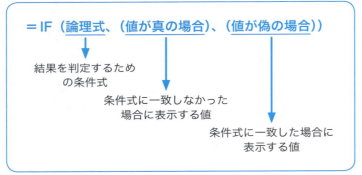

条件指定	意味
＞	左辺が大きい
＜	右辺が大きい
＞＝	左辺が大きいか、等しい
＜＝	右辺が大きいか、等しい
＝	左辺と右辺が等しい

9-5 関数の入力（IF関数）（COUNT関数とCOUNTA関数）

合否は、それぞれの科目で60点以上は「合格」、未満を「不合格」とします。

①合否（筆記）を判定します。F3を選択します。「数式」タブの「論理」ボタンから「IF」を選択します。

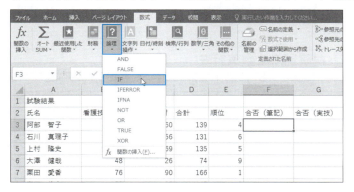

②関数のダイアログボックスに以下のように入力します。

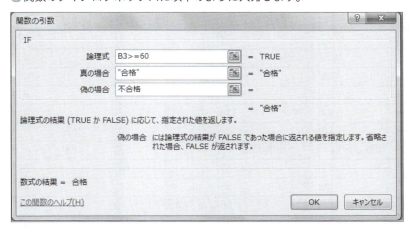

③[OK]をクリックした後、セルF11まで数式をコピーします。
④同じように、合否（実技）を判定します。
⑤完成例を参考に、列幅などを適宜調整し、完成させて上書き保存しましょう。

■練習問題9　表を作成し、ファイル名「診察日数」で保存しましょう。

ヒント：診察日数はユーザー定義の表示形式で「〇〇日」と表示させるように設定しましょう。

完成例

	A	B	C	D	E	F
1	病院別患者数集計表					
2	月日	曜日	中央病院	市民病院	みなとクリニック	永田病院
3	4月1日	日	休診日	78	96	55
4	4月2日	月	133	126	59	68
5	4月3日	火	68	77	35	77
6	4月4日	水	94	55	休診日	45
7	4月5日	木	73	43	44	56
8	4月6日	金	81	102	臨時休診	82
9	4月7日	土	90	85	52	休診日
10	4月8日	日	休診日	休診日	70	休診日
11	4月9日	月	67	74	61	32
12	4月10日	火	90	81	45	40
13	4月11日	水	58	68	休診日	48
14	4月12日	木	56	44	40	63
15	4月13日	金	94	118	62	45
16	4月14日	土	59	102	60	休診日
17	4月15日	日	休診日	休診日	77	休診日
18	4月16日	月	78	85	68	55
19	4月17日	火	56	56	45	48
20	4月18日	水	98	80	休診日	64
21	4月19日	木	101	88	76	59
22	4月20日	金	135	96	臨時休診	65
23	4月21日	土	94	55	42	休診日
24	4月22日	日	休診日	休診日	82	休診日
25	4月23日	月	82	77	57	38
26	4月24日	火	71	63	44	58
27	4月25日	水	77	64	休診日	51
28	4月26日	木	92	78	56	39
29	4月27日	金	86	88	47	59
30	4月28日	土	臨時休診	75	60	休診日
31	4月29日	日	休診日	休診日	79	休診日
32	4月30日	月	64	79	52	47
33	合計患者数		1997	2037	1409	1194
34	診察日数		24日	26日	24日	22日

Lesson 10

統計処理

　医療を取り巻く環境は大きく変化しており、医療情報システムの発展とともに、医療現場においても医療データの解析が行われるようになりました。診療情報や臨床研究、伝染病統計などデータ分析は必要となります。
　Lesson 10では統計の基本的な考え方や用語を学びます。さらにMicrosoft Excelを使って、基本的な統計関数の利用方法とデータ分析の例題を使用してデータ分析の基礎的な学習をします。

10-1
統計ってどんなもの？

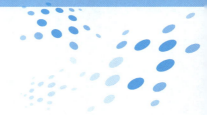

最初に統計とは何であるかを理解しましょう。

10-1-1　辞書にはどう書いてあるの？

　「統計」という言葉は日常生活でよく耳にしますが、あらためて「統計」とはどのようなものか説明しようとすると、意外に難しいものかもしれません。統計とはどのようなものか、考えてみましょう。

　まず、辞書で「統計」という言葉を調べてみます。

　「集団における個々の要素の分布を調べ、その集団の傾向・性質などを数量的に統一的に明らかにすること。また、その結果として得られた数値。」(「例　統計をとる」、広辞苑より)

　「集団現象を数量的に把握すること。一定集団について、調査すべき事項を定め、その集団の性質・傾向を数量的に表すこと。」(「例　統計をとる」、大辞林より)

　他のどの辞書でも、言い回しは少しずつ違いますが、ほぼ同様の解説がされています。いずれにも共通なのは、「集団」の「傾向・性質」を「数量的」に明らかにすることです。

　私たちの日常生活の中にはたくさんの数字があふれています。それらの数字の集まりを漠然と見ても、何も判断することはできません。足してみたり、平均を出したり、分類したりと何らかの手を加えることによって初めて、その数字の持つ意味や性質を知ることができ、活用することができるのです。このように統計とは、ばらつきのあるデータから性質を調べたり、一部を抜き取って抜き取ったデータの性質を調べることで、元の大きなデータの性質や規則性、または不規則を見出すための方法を体系化したものです。

10-1-2　統計をグラフに表そう

　統計といっても、データを集めて集計しただけでは単なる数字の集まりであり、そこから何が読み取れるか必ずしも明らかではありません。　統計を作成するときは、必ず、「○○について知りたい！」という目的があるはずなので、その目的にあった分析をする必要があります。そして分析して得られた結果を、わかりやすい表現形式で示すことが重要です。グラフは、結果を視覚的に表す便利な道具であり、グラフをうまく使うことによって、自分の考えていることを相手に的確に伝えることができます。

　グラフにはいくつかの種類があり、それぞれ、得手・不得手があります。自分が伝えたい目的に応じて、適切なグラフを使うことにより、説明力もぐっと高まります。ここでは、そういったグラフの種類やそれぞれの用途、注意点について説明します。

- **棒グラフ**：棒の高さで、量の大小を比較する。

- **折れ線グラフ**：量が増えているか減っているか、変化の方向をみる。

- **円グラフ**：全体の中での構成比をみる。

- **帯グラフ**：構成比を比較する。

- **ヒストグラム**：データの散らばり具合をみる。

- **レーダーチャート**：複数の指標をまとめてみる。

- **散布図**：2種類のデータの相関をみる。

- **箱ひげ図**：データの散らばり具合をみる。

- **三角グラフ**：3つの量からなる構成比をみる。

10-2 統計の基本用語

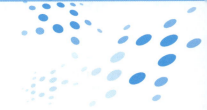

統計で使用される基本用語を説明します。少し難しいものもありますが、がんばって理解しましょう。

以下では統計に関する基本用語を説明します。

移動平均 moving average
　時間に伴って観測される（時系列データ）データの季節変動や誤差変動をスムージング（平滑化）するため、前後のいくつかのデータの平均の系列データに変換すること。または、変換した系列データ。たとえば、月別データで「3か月移動平均」とは、連続する3か月のデータを平均し、その中央の月（2か月目）のデータの代替値としてその平均を使用するものであり、1月の移動平均値は、前年の12月、当年の1月、2月の3か月の平均値になる。

階級 class
　量的データで、度数分布表やヒストグラムを作るとき、データの範囲をいくつかに分けた区間をいう。
　例：身長165cm以上170cm未満の階級

確率 probability
　ある事柄が起こる確からしさのこと。
　例：コインを投げた時に表が出る確率は50%である。

確率分布 probability distribution
　確率変数がある値をとる、もしくは値の範囲に入る確率がいくらか、表したもの。
　例：サイコロの目の確率分布

X	1	2	3	4	5	6	計
確率	1/6	1/6	1/6	1/6	1/6	1/6	1

確率変数 random variable
　どの値をとるか確実には分からず、確率的に決まる変数のことをいう。
　例えば、サイコロを振ったときに出る目の数は、確率変数である。

近似値 approximate value
　必ずしも真の値ではないものの、真の値に近いものを近似値という。
　例えば、円周率は3.14159265・・であるが、3.14はこの近似値である。
　身長を測るときも、実際には真の値はミクロン単位、あるいはさらに細かい単位で存在するが、一般にそれを正確に測ることはない。その意味では「A君の身長は175cmだ」というのも、近似値である。

グラフ graph
　数量を、見やすく図にあらわしたもの。
　統計では、棒グラフや折れ線グラフ、円グラフなどを用いて、結果を分かりやすく表すことが重要で

ある。

構成比 proportion
全体を100パーセントとしたときの、それぞれの内訳の割合。
例：3年5組の男女の構成比は、男子46%、女子54%である。

誤差 error
真の値からのずれの大きさ。
標本調査では、全数調査をすれば得られたはずの真の値は分からないが、「真の値はおよそ1800円±50円の範囲にあるだろう」ということは推定できる。この場合、「誤差は50円以下だろう」ということになる。
「標本誤差」の項参照

五数要約 five-number summary
データのばらつきの様子をあらわすのに、
・最小値
・第1四分位数（小さいほうから1/4のところのデータ）
・第2四分位数（小さいほうから2/4のところのデータ、中央値と同じこと）
・第3四分位数（小さいほうから3/4のところのデータ）
・最大値
の5つの数を用いて表すこと。（⇒「四分位数」の項参照）

最頻値 mode
その値が起こる頻度が最も高い値のこと。モードともいう。
最頻値を求めるには、度数分布表を作成し、度数の最も多い値が最頻値となる。
下記の度数分布では、「1」が最頻値である。

世帯人員	1	2	3	4
世帯の数	14	13	9	8

連続的な変数の場合には、度数の最も多い階級の中央値を最頻値とする。
下記の度数分布では、「155cm」が最頻値である。

身　長	150cm未満	150cm以上160cm未満	160cm以上170cm未満	170cm以上
度　数	10	50	42	30

テキスト値をとるデータ（定性的な属性についてのデータ）の場合も、最頻値ということがある。
下記の度数分布では、野球部が最頻値である。

クラブ	野球部	サッカー部	水泳部	演劇部
部員の数(人)	20	15	10	8

散布図 scattering diagram
2つの量の関係をみるために、グラフの縦軸・横軸にそれぞれの変量をとり、該当するデータを点であらわしたもの。

四分位数 quartile points
データを小さい順に並べて、下から1/4のところのデータを第1四分位数、2/4のところのデータを第2四分位数（これは中央値と同じ）、3/4のところのデータを第3四分位数という。そして、第1四分位数、第2四分位数、第3四分位数をまとめて、四分位数という。

四分位範囲 quartile range
（第3四分位数－第1四分位数）の値のことを四分位範囲といい、中心付近のデータがどのくらい散らばっているかの目安として用いる。

四分位偏差 quartile deviation
（第3四分位数－第1四分位数）÷2の値のことで、四分位範囲の半分。四分位範囲と同じく、中心付近のデータがどのくらい散らばっているかの目安として用いる。

信頼区間 confidence interval
標本調査において、真の値がどの範囲にあるのかを表す方法であり、「真の値が存在する95％信頼区間は150cm±5cmである」と言った場合、真の値は95％の確からしさ（信頼度）で145cmから155cmの間にある、ということを意味している。

正規分布 normal distribution
確率密度関数が $f(x) = \dfrac{1}{\sqrt{2\pi}\sigma} e^{-\frac{(x-\mu)^2}{2\sigma^2}}$ で表される確率分布。これを、平均 μ、分散 σ^2 の正規分布といい、記号 $N(\mu, \sigma^2)$ で表す。単峰性で平均 μ を中心に左右対称な形状を示す。誤差の分布など自然界の多くの事象の分布モデルとして使用される。

同じ確率分布に従う確率変数 X_1、X_2、…、X_n を独立に取り出したとき、もともとの確率分布がどのような形状でも、その平均値（ $\overline{X} = \dfrac{X_1 + X_2 + \cdots + X_n}{n}$ ）は近似的に正規分布になるという定理（中心極限定理）は、推定誤差の評価を行う上で重要であり、正規分布は統計学では特に重要な意味を持つ。

全数調査 census
対象となるもの全てを調査することを全数調査という。一方、対象のうち一部（標本）だけを取り出して調査するものを抽出調査（あるいは標本調査）という。総務省統計局が5年ごとに実施している国勢調査は代表的な全数調査である。

相関 correlation
2つの変数の間で、一方が増えれば他方も増える（または減少する）という直線的な傾向がある場合、2つの変数の間に正の（負の）相関があるという。

相関係数 coefficient of correlation
相関の強さを表す指標で、－1から1の間の値をとる。2つの変量が正の相関関係にある場合、正の値をとり、負の相関関係にある場合、負の値をとる。いずれの場合も相関が強いほど1に近い大きな絶対値をとる。例えば、散布図を描いたときにデータが完全に一直線上に乗っており、その直線の傾きが正であるときは相関係数が1、負であるときは－1となる。相関関係がない場合は、0に近い値をとる。

増減数・増減率 increase(decrease), increase (decrease) rate
変化する量に対して、基準値からの増加や減少した量を増減数、それを基準の値で割って増減数が基準値のどの程度を占めるのかを比率でみたものを増減率という。

例えば、2000年の日本の人口は1億2692万6千人、2005年の人口は1億2776万8千人なので、
・この期間の人口の増減数は、1億2776万8千－1億2692万6千＝842千人

・この期間の人口の増減率は、842千÷1億2692万6千×100＝0.7%
となる。

相対度数 relative frequency

データがある値をとる頻度を度数というが、その度数を全体のデータ数で割って割合で表したものを相対度数という。相対度数はその値の起こりやすさを表している。

	A	B	C	D	合計
度　数	10	16	8	6	40
相対度数	25%	40%	20%	15%	100%

中央値 median

データを値の小さいほうから順にならべたときにちょうど半分にデータを分ける値をいう。データの数が奇数の場合は、ちょうど中央にくるデータの値、データの数が偶数の場合は、前半の最大値と後半の最小値の真ん中の値をいう。

中位数ともいう。第2四分位数と同じになる。

統計地図 statistical map

統計データを地図上にあらわしたもの。
データの大小を、地図上で色の濃淡で表したり、グラフに表したりする。

統計調査 statistical survey

統計を得るために、個人や団体から、調査票への記入や聞き取り等の方法により、データを収集することをいう。対象となるものすべてを調査するものを全数調査、対象のうち一部（標本）だけを取り出して調査するものを抽出調査（あるいは標本調査）という。

度数分布表 frequency distribution

データがどのように散らばっているかを示す表であり、値自身や値の階級に対して、その範囲にいくつデータがあるかの頻度（度数）を表したものをいう。

ドットプロット dot plot

度数分布表を視覚的に表したグラフで、横軸にデータ値やデータの階級を、縦軸に度数を配して点の数で度数を表したもの。度数が10であれば点を10個、縦に並べて表示する。

二項分布 binomial distribution

コインを複数回投げたときに、表が出る回数Xは確率変数となる。このときXが従う確率分布のことを二項分布B(n,p)といい、表が出る確率がpであるコインをn回投げてr=0、1、2、…、nに対してちょうどr回表が出る確率は、$P(X=r) = {}_nC_r p^r (1-p)^{n-r}$で表わされる。この確率のことを二項確率という。nが十分大きい場合、二項分布 B(n,p)は平均np、分散np(1−p)の正規分布に近似できる。

パーセント percent

全体に対する割合を、全体を100として表したもの。百分率。

箱ひげ図 box and whisker plot

データの散らばり具合を表す五数要約を図で表したものであり、以下のような形をしている。

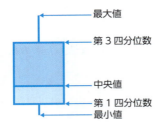

中心の箱となる部分で分布中心傾向の範囲を、両端のひげの部分で分布の両端の様子を読み取る。このほかにも、外れ値を明示する箱ひげ図もある。

外れ値 outlier
一つの集団の中に存在する、全体の傾向とは異なって、離れた値を示すデータのことを外れ値という。ヒストグラムや散布図を描くことによって、外れ値を容易に検出することができる。

範囲 range
データの最小値と最大値の差のことを、データの範囲という。

ヒストグラム histogram
度数分布表を棒グラフで表したもので、データの散らばり具合をみるのに用いる。棒の一番高いところが最頻値である。ヒストグラムの高さは（度数ではなく）度数密度を表し、面積が度数を表すため、階級幅の異なる度数表をヒストグラムに表す場合は、高さの調節が必要となる。

非標本誤差 non-sampling error
標本誤差以外の誤差をいう。例えば統計調査では、回答者の誤回答や未回答などが主な非標本誤差の例である。標本誤差は数量的に評価できるが、非標本誤差の大きさを評価することは困難である。

標準偏差 standard deviation
データの散らばりの大きさを表す指標で、大きいほど、データが散らばっていることを表す。

分散の平方根に等しく、記号 σ（シグマ）で表す。

X_1、X_2、…、X_nの標準偏差は、以下のように計算される。

$$\sigma = \sqrt{\frac{(X_1 - \overline{X})^2 + (X_2 - \overline{X})^2 + \cdots + (X_n - \overline{X})^2}{n}} \quad \text{ただし} \quad \overline{X} = \frac{X_1 + X_2 + \cdots + X_n}{n}$$

データが正規分布にしたがう場合、平均値±1×標準偏差内にデータの約68.3%、±2×標準偏差内に約95.4%、±3×標準偏差内に約99.7%のデータが含まれる（シグマの法則）。

標本、標本調査 sample, sample survey
統計調査を行う際に、対象のすべてを調べるのではなく、一部だけを取り出して調査するものを標本調査といい、取り出されたものを標本という。

標本誤差 sampling error
全数調査を行わずに標本調査を行ったことにより生ずる推定誤差のこと。通常、調査結果から「真の値（全数調査をすれば得られたはずの値）は○%の信頼度で1800円±50円の範囲にあるだろう」などと標本誤差をつけて評価する。そのためには、標本抽出が無作為抽出である必要がある。

分散 variance
データの散らばりの大きさを表す指標で、大きいほどデータが散らばっていることを表す。

記号Vで表す。標準偏差の2乗に等しい。

X_1、X_2、…、X_nの分散は、以下のように計算される。

$$V = \frac{(X_1 - \overline{X})^2 + (X_2 - \overline{X})^2 + \cdots + (X_n - \overline{X})^2}{n} \quad ただし \quad \overline{X} = \frac{X_1 + X_2 + \cdots + X_n}{n}$$

分布 distribution
「確率分布」と同じ意味で用いられる。

平均値 average
データの合計をデータの個数で割ったもので、「算術平均」ともいう。

ポイント（ポイント差）percent point
パーセントで表された数字同士の差を表す単位。

母集団 population, universe
統計調査を行うとき、研究の対象となる個体全体のことを母集団という。

無作為抽出 random sampling
標本調査を行うときの標本の選び方の1つで、選ぶ際の恣意性をなくし、全く確率的に母集団から選ぶ方法。

無作為抽出を行うことで、標本誤差の評価が可能になる。

出典：総務省統計局ホームページ　http://www.stat.go.jp

10-3
代表値を算出する

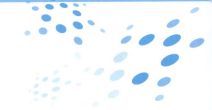

ではExcelの統計関数を使用してみましょう。ここでは数字を丸めるROUND関数、中央値を求めるMEDIAN関数、最頻値を求めるMODE関数を使い方を学習します。

10-3-1　LESSON 10のデータの準備

統計資料の整理にあたり、データの分布状況をとらえるために選ばれた代表的な値を代表値といいます。平均値、中央値（メジアン）、最頻値（モード）などがあります。まずは代表値を求めるためのデータを準備しましょう。

■LESSON10　表を作成し、代表値を算出してみましょう。ファイル名「都道府県別にみた医療施設」で保存します。

完成例

	A	B	C	D
1	都道府県別にみた医療施設数			
2				
3		精神病院	一般病院	施設総数
4	北海道	70	524	594
5	青森	15	90	105
6	岩手	15	83	98
7	宮城	27	119	146
8	秋田	16	62	78
9	山形	13	57	70
10	福島	23	122	145
11	茨城	21	171	192
12	栃木	18	95	113
13	群馬	13	126	139
14	埼玉	50	305	355
15	千葉	35	249	284
16	東京	54	594	648
17	神奈川	45	302	347
18	新潟	21	116	137
19	富山	19	94	113
20	石川	13	89	102
21	福井	10	67	77
22	山梨	8	52	60
23	長野	16	121	137
24	岐阜	13	90	103
25	静岡	32	152	184
26	愛知	39	295	334
27	三重	13	95	108
28	合計	599	4070	4669
29				
30		精神病院	一般病院	施設総数
31	平均値	25	170	195
32	中央値	18.5	117.5	137
33	最頻値	13	90	113

シート：「北海道～三重」

	A	B	C	D
1	都道府県別にみた医療施設数			
2				
3		精神病院	一般病院	施設総数
4	滋賀	7	53	60
5	京都	12	165	177
6	大阪	39	502	541
7	兵庫	32	321	353
8	奈良	4	72	76
9	和歌山	9	82	91
10	鳥取	5	41	46
11	島根	7	53	60
12	岡山	18	161	179
13	広島	31	225	256
14	山口	29	119	148
15	徳島	15	104	119
16	香川	10	86	96
17	愛媛	15	131	146
18	高知	13	127	140
19	福岡	61	407	468
20	佐賀	14	96	110
21	長崎	28	137	165
22	熊本	38	179	217
23	大分	25	140	165
24	宮崎	16	129	145
25	鹿児島	38	236	274
26	沖縄	13	81	94
27	合計	479	3647	4126
28				
29		精神病院	一般病院	施設総数
30	平均値	21	159	179
31	中央値	15	129	146
32	最頻値	7	53	60

シート：「滋賀～沖縄」

① 下の図を参考にデータを入力します。Sheet1 に「北海道」から「三重」までのデータを入力します。

	A	B	C	D
1	都道府県別にみた医療施設数			
2				
3		精神病院	一般病院	施設総数
4	北 海 道	70	524	
5	青 森	15	90	
6	岩 手	15	83	
7	宮 城	27	119	
8	秋 田	16	62	
9	山 形	13	57	
10	福 島	23	122	
11	茨 城	21	171	
12	栃 木	18	95	
13	群 馬	13	126	
14	埼 玉	50	305	
15	千 葉	35	249	
16	東 京	54	594	
17	神 奈 川	45	302	
18	新 潟	21	116	
19	富 山	19	94	
20	石 川	13	89	
21	福 井	10	67	
22	山 梨	8	52	
23	長 野	16	121	
24	岐 阜	13	90	
25	静 岡	32	152	
26	愛 知	39	295	
27	三 重	13	95	
28	合 計			
29				
30		精神病院	一般病院	施設総数
31	平 均 値			
32	中 央 値			
33	最 頻 値			

② ワークシートを追加して「滋賀」から「沖縄」のデータを入力しましょう。[新しいシート]ボタンをクリックします。このボタンをクリックすると、新しいシートがアクティブシート（今回はSheet 1）の右側に挿入されます。

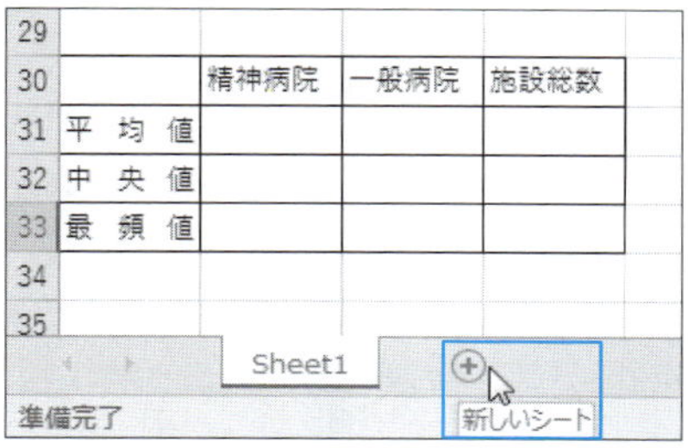

③新しく挿入されたシートにデータを入力します。

	A	B	C	D
1	都道府県別にみた医療施設数			
2				
3		精神病院	一般病院	施設総数
4	滋　賀	7	53	
5	京　都	12	165	
6	大　阪	39	502	
7	兵　庫	32	321	
8	奈　良	4	72	
9	和 歌 山	9	82	
10	鳥　取	5	41	
11	島　根	7	53	
12	岡　山	18	161	
13	広　島	31	225	
14	山　口	29	119	
15	徳　島	15	104	
16	香　川	10	86	
17	愛　媛	15	131	
18	高　知	13	127	
19	福　岡	61	407	
20	佐　賀	14	96	
21	長　崎	28	137	
22	熊　本	38	179	
23	大　分	25	140	
24	宮　崎	16	129	
25	鹿 児 島	38	236	
26	沖　縄	13	81	
27	合　計			
28				
29		精神病院	一般病院	施設総数
30	平 均 値			
31	中 央 値			
32	最 頻 値			

④「Sheet1」という名前では、そのシートにどんなデータが入っているのかがわかりません。シートに入っている内容がわかるようにシート名を「北海道〜三重」に変更します。「Sheet1」のシート見出しをダブルクリックします。

	A	B	C	D
29				
30		精神病院	一般病院	施設総数
31	平 均 値			
32	中 央 値			
33	最 頻 値			
34				
35				

Sheet1　Sheet2　⊕
準備完了

⑤シート見出しの文字が反転して、シート名を入力できる状態になります。この状態で「北海道〜三重」と入力します。

⑥シート名の後ろに文字カーソルが点滅している状態では、まだ確定していません。もう一度Enterキーを押して確定します。

⑦同様の操作で「Sheet2」のシート名も「滋賀～沖縄」に変更しましょう。

⑧名前を付けて保存します。

10-3-2　丸め（ROUND関数）

ROUND関数‥‥‥‥　数学／三角関数　　ROUND（数値、桁数）
　　　　　　　　　　数値を指定された桁数で四捨五入します
ROUNDUP関数‥‥‥　数学／三角関数　　ROUNDUP（数値、桁数）
　　　　　　　　　　数値を指定された桁数で切り上げます
ROUNDDOWN関数 ‥‥数学／三角関数　　ROUNDDOWN（数値、桁数）
　　　　　　　　　　数値を指定された桁数で切り捨てます

ROUND関数の桁数の指定

処理する桁	千の位	百の位	十の位	一の位	. 小数点	小数点第1位	小数点第2位
引数の桁数	－4	－3	－2	－1		0	1

① 「北海道～三重」のシートの「施設総数」と「合計」を入力します。SUM関数を使用しましょう。
② ROUND関数を使用して、平均値を小数点第1位で四捨五入します。

セルB31を選択し、［数式］タブ→［数学/三角］→［ROUND］を選択します。

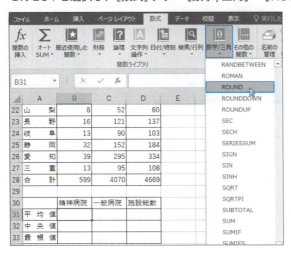

③関数のダイアログボックスが起動します。「数値」のボックスにAVERAGE関数をネストします。

> **POINT**
> 関数の中に関数を入れることを、関数のネスト（入れ子）といいます。

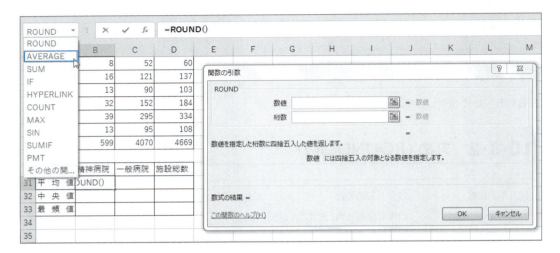

④ROUND関数の中にAVERAGE関数がネストされます。ダイアログボックスの表示がAVERAGE関数に変わったことを確認し、正しい範囲を指定しましょう。

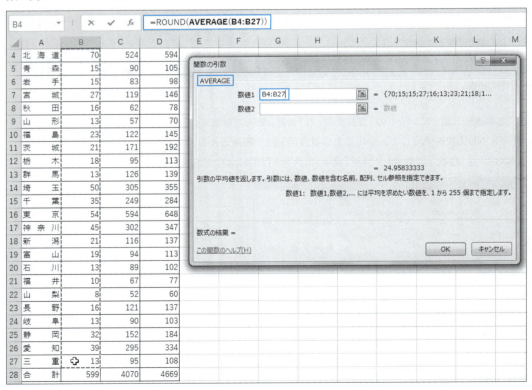

⑤ROUND関数のダイアログボックスに戻ります。数式バーの「ROUND」の文字をクリックします。

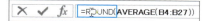

⑥ROUND関数のダイアログボックスに戻ったことを確認しましょう。

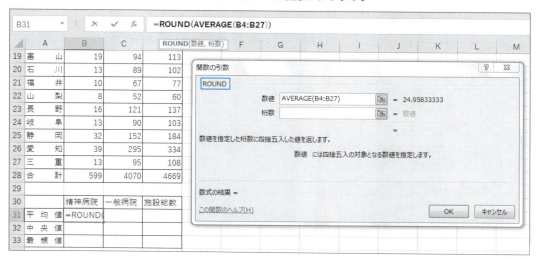

⑦桁数のボックスに「0」と入力します。数式の結果が表示されたことを確認して[OK]をクリックします。数式をD31までコピーします。

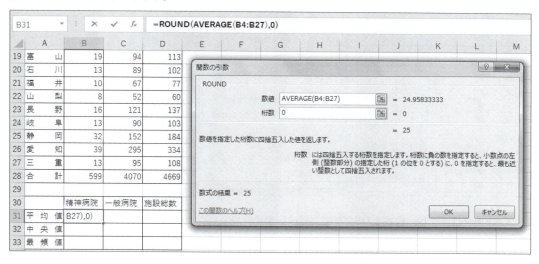

10-3-3 中央値（MEDIAN関数）

> MEDIAN関数 ･･･ 統計関数　　MEDIAN（数値1、数値2、…）
> 　　　　　　　指定したセルの中央値（メジアン）を抽出します

①「中央値」を入力します。セルB32を選択し、[数式]タブ→[その他の関数]→[統計]→[MEDIAN]

を選択します。

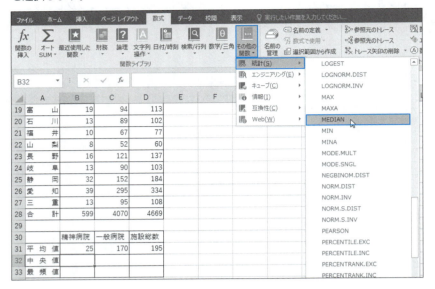

②関数のダイアログボックスが起動します。中央値を求めたい正しいセル範囲（B4：B27）を指定します。

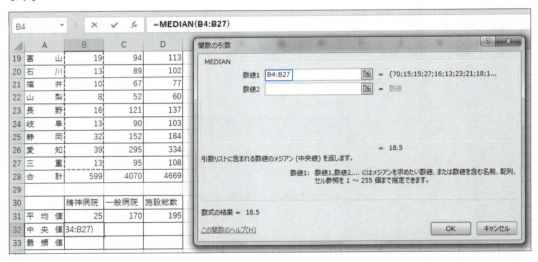

③［OK］をクリックし、数式をD32までコピーします。

10-3-4 最頻値（MODE関数）

MODE．SNGL関数 ・・・ 統計関数　　MODE．SNGL（数値1、数値2、…）
　　　　　　　　　　　指定したセルの最頻値（モード）を抽出します
　　　　　　　　　　　データ内に重複する値がない場合、エラー値 #N/A が返されます
MODE．MULT関数 ・・・ 統計関数　　MODE．MULT（数値1、数値2、…）
　　　　　　　　　　　指定したセルで反復的に出現する値を求めます

①「最頻値」を入力します。セルB33を選択し、[数式]タブ→[その他の関数]→[統計]→[MODE.SNGL]を選択します。

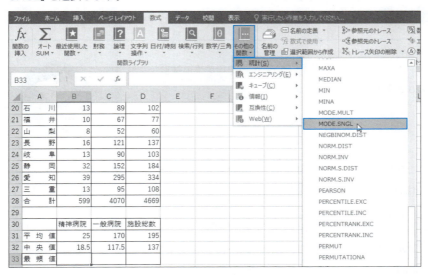

②関数のダイアログボックスが起動します。最頻値を求めたい正しい範囲（B4:B27）を指定します。

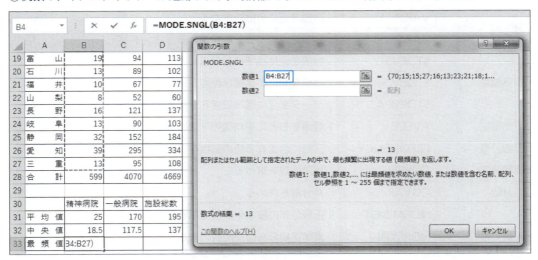

③[OK]をクリックし、数式をD33までコピーします。
④「滋賀～沖縄」シートも同じように完成させましょう。
⑤ 上書き保存します。

10-4 その他の統計関数

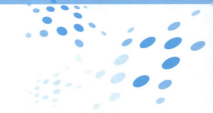

Excelにはたくさんの統計関数が用意されています。ここまでに学習した統計関数以外にどんなものがあるかみておきましょう。

Excelには統計処理に使うことができる関数がたくさん用意されています。以下に示したのが、ここまでに学習した以外の代表的なExcelの統計関数です。

データの個数	COUNTBLANK	空白のセルの個数を求める
	COUNTIF	条件に一致するデータの個数を求める
順　位	LARGE	大きいほうから何番目かの値を求める
	SMALL	小さいほうから何番目かの値を求める
分　散	VAR.P	数値を元に分散を求める
	VAR.S	数値を元に不偏分散を求める
標準偏差	STDEV.P	数値を元に標準偏差を求める
	STDEV.S	数値を元に不偏標準偏差を求める
	STDEVPA	データを元に標準偏差を求める
平均偏差	AVEDEV	数値をもとに平均偏差を求める
度数分布	FREQUENCY	区間に含まれる値の個数を求める
相関係数	CORREL	相関係数を求める
共分散	COVAR	共分散を求める
正規分布	NORM.DIST	正規分布の確率や累積確率を求める
	NORM.INV	累積正規分布の逆関数の値を求める
	PHI	標準正規分布の確率を求める
t検定	T.TEST	t検定を行う
z検定	Z.TEST	正規母集団の平均を検定する
F検定	F.TEST	F検定を行う

Lesson 11

データとグラフ

ここではグラフの作成方法を学習します。グラフにはさまざまな種類がありますので、目的に合ったグラフを選ぶことが大切です。

11-1 データとグラフ

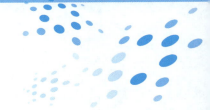

データを整理し表を作成すると、たくさんの情報を得ることができます。作成した表を使いグラフにすることによって、さらに多くの情報を表現することができます。取り扱うデータと目的に応じて適切なグラフを選ぶことにより、説得力を高めることができます。

11-1-1 グラフの種類

◆縦棒グラフ…データの大小を比較する場合に用いる。
集合縦棒グラフ、積み上げ縦棒グラフ、100％積み上げ縦棒グラフ、3D縦棒グラフ

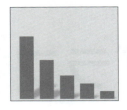 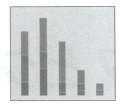 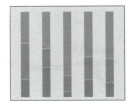

◆折れ線グラフ…時間や項目ごとのデータの傾向を表示します。
折れ線グラフ、積み上げ折れ線グラフ、１００％積み上げ折れ線グラフ、3D折れ線グラフ

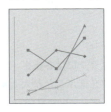

◆円グラフ…データの比率、割合を比較する場合に用いる。
円グラフ、補助円付き円グラフ、ドーナツグラフ

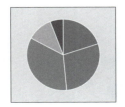 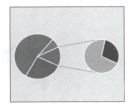 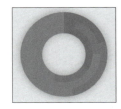

◆散布図…2つの項目の相関関係を見る場合に用いる。

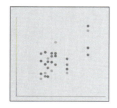

◆バブルチャート…バブルの大きさと2つの軸、あわせて3つの項目で相関関係を見る場合に用いる。

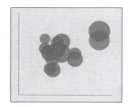

◆レーダーチャート…複数の項目の大きさや量を比較し、評価する場合に用いる。

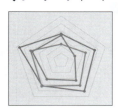

11-1-2　LESSON 11のデータの準備

■**LESSON11**　データを入力し、グラフを作成しましょう。ファイル名「**主要な傷病の総患者数**」で保存します。
◆年度別の総患者数を表した棒グラフ
◆高血圧性疾患の患者数の推移を表した折れ線グラフ
◆平成26年度の傷病の割合を表した円グラフ

完成例

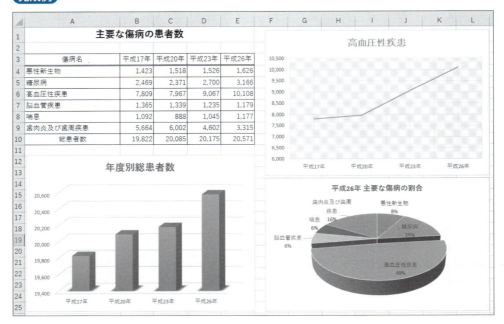

① 下の図を参考にデータを入力します。

	A	B	C	D	E
1	主要な傷病の患者数				
2					
3	傷病名	平成17年	平成20年	平成23年	平成26年
4	悪性新生物	1,423	1,518	1,526	1,626
5	糖尿病	2,469	2,371	2,700	3,166
6	高血圧性疾患	7,809	7,967	9,067	10,108
7	脳血管疾患	1,365	1,339	1,235	1,179
8	喘息	1,092	888	1,045	1,177
9	歯肉炎及び歯周疾患	5,664	6,002	4,602	3,315
10	総患者数	19,822	20,085	20,175	20,571

② 名前を付けて保存します。

11-1-3　縦棒グラフの作成

① グラフにしたいセル範囲（A3：E3，A10：E10）をドラッグします。

最初にセルA3からE3を選択し、Ctrlキーを押しながらセルA10からE10を選択します。

	A	B	C	D	E
1	主要な傷病の患者数				
2					
3	傷病名	平成17年	平成20年	平成23年	平成26年
4	悪性新生物	1,423	1,518	1,526	1,626
5	糖尿病	2,469	2,371	2,700	3,166
6	高血圧性疾患	7,809	7,967	9,067	10,108
7	脳血管疾患	1,365	1,339	1,235	1,179
8	喘息	1,092	888	1,045	1,177
9	歯肉炎及び歯周疾患	5,664	6,002	4,602	3,315
10	総患者数	19,822	20,085	20,175	20,571

② [挿入] タブの [グラフ] グループ→ [縦棒グラフの挿入] をクリックします。
③ メニューが開きます。その中から「3-D縦棒」を選択します。

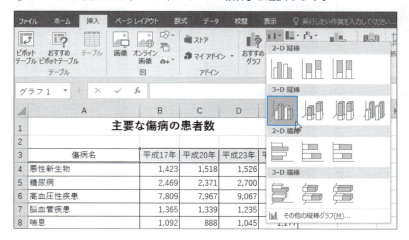

④ 「3-D縦棒」を選択すると、表示されているワークシートの中央にグラフが配置されます。
グラフが選択状態のときは、リボンに [グラフツール] が追加になっていることも確認しましょう。

●グラフの構成要素
タイトルや軸など、グラフを構成しているもののことをグラフ要素といいます。グラフの種類によって表示されるグラフ要素は違います。グラフにはさまざまな要素があり、その編集作業のすべてはグラフ要素を選択して行います。

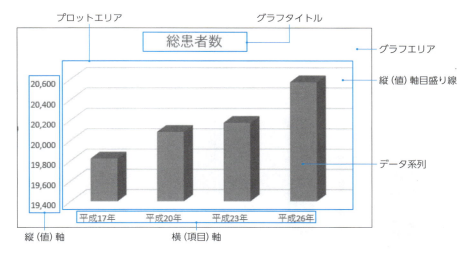

●グラフの移動とサイズ変更
①グラフを表の下に移動します。

②グラフエリアにマウスのポインタをあわせて、そのままドラッグします。

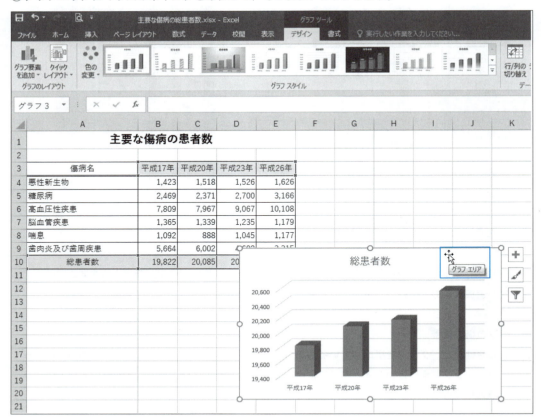

③グラフのサイズを変更します。グラフの右下のハンドルにマウスのポインタをあわせてドラッグします。完成図を参考にサイズを変更しましょう。

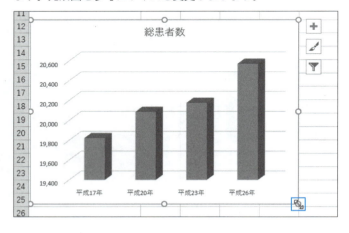

●グラフタイトルの編集

①グラフタイトルを「年度別総患者数」に変更しましょう。そのためにまず、グラフタイトルを選択します。グラフタイトルを直接クリックするか、[表ツール]→[書式]→[現在の選択範囲]から選択することができます。グラフタイトルを選択すると、グラフタイトルが実線の枠で囲まれ、四隅にハンドルが表示されます。

11-1 データとグラフ

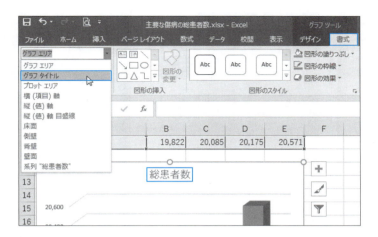

② 枠線の中をクリックしカーソルを表示させ、「年度別」という文字を先頭に追加しましょう。

年度別総患者数

●グラフスタイルの変更

① グラフを選択して、グラフツール［デザイン］タブ→［グラフスタイル］グループの［その他］をクリックし、「スタイル12」をクリックします。

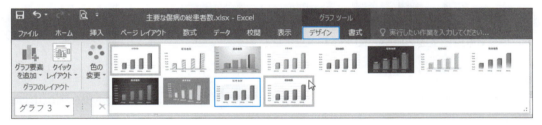

② グラフのスタイルと配色を変更することができます。

11-1-4 折れ線グラフの作成

① グラフにしたいセル範囲（A3：E3，A6：E6）をドラッグします。
② ［挿入］タブの［グラフ］グループ→［折れ線グラフの挿入］をクリックし、「2-D折れ線」を選択します。

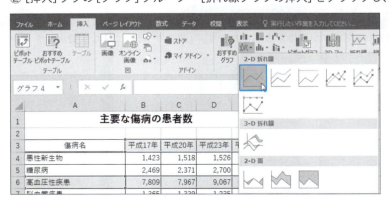

137

③折れ線グラフが挿入されます。

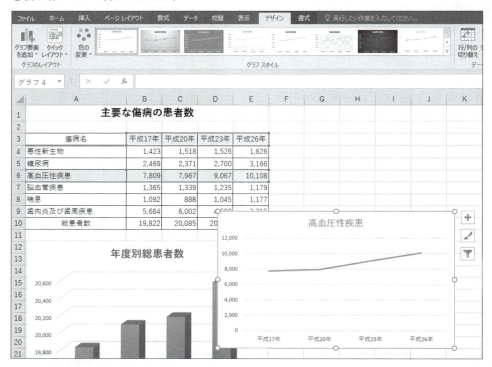

完成例を参考にグラフの位置とサイズを調整しましょう。

●縦軸目盛の設定の変更
　目盛の設定を変更することで、データ系列の変化を強調することができます。最小値を「6000」に変更します。
①グラフツール［書式］タブの［現在の選択範囲］グループ→［縦（値）軸］を選択し、［選択対象の書式設定］をクリックします。

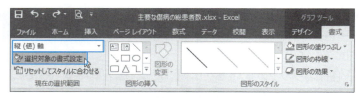

②画面の右側に［軸の書式設定］作業ウィンドウが表示されます。［軸のオプション］から最小値を書き換えます。

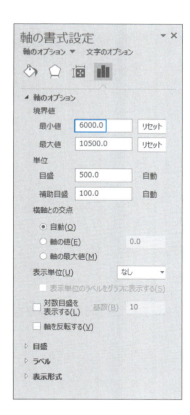

③ [軸の書式設定] 作業ウィンドウを閉じます。

④ グラフスタイルを「スタイル6」に変更し、上書き保存しましょう。

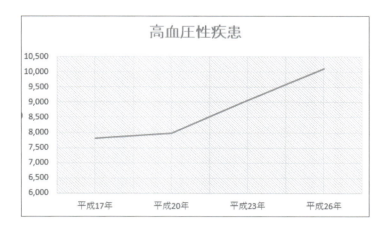

11-1-5 円グラフの作成

① グラフにしたいセル範囲（A3：A9、E3：E9）をドラッグします。

② [挿入] タブの [グラフ] グループ→[円グラフの挿入] をクリックし、「3-D円」を選択します。

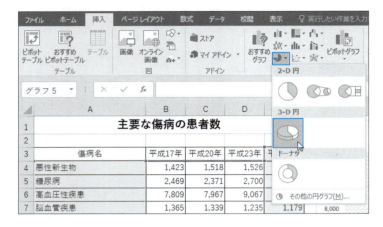

③完成例を参考に、グラフの位置とサイズを変更します。

●グラフ要素の追加と削除
　グラフツールの［デザイン］タブにある［グラフ要素を追加］ボタンから選択して、グラフの要素を追加あるいは削除できます。
①「凡例」を削除します。

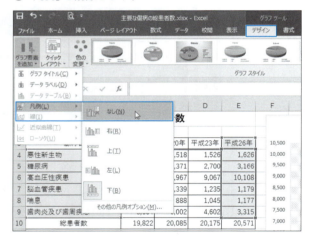

② データラベルを追加します。

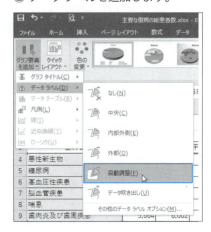

③ データラベルの書式を変更します。
グラフツール[書式]タブの[現在の選択範囲]グループ→「系列"平成26年"データラベル」を選択し、[選択対象の書式設定]をクリックします。
④ 画面の右側に[データラベルの書式設定]作業ウィンドウが表示されます。
⑤ [値]のチェックをはずし、[分類名]と[パーセンテージ]にチェックを入れます。

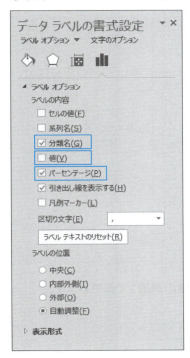

⑥ 「高血圧性疾患」が目立つように切り離して表示します。
データ系列をクリックし、もう一度「高血圧性疾患」のデータ系列をクリックし、適当な位置までドラッグします。

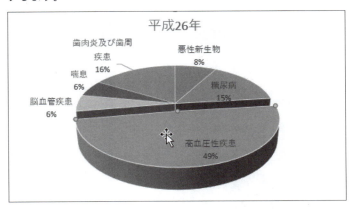

⑦ グラフタイトルのフォントサイズを「12ポイント」、「太字」に変更し、上書き保存します。

練習問題11-1 グラフを作成しましょう。ファイル名「身長と体重の関係」で保存します。

◆表は身長、体重という2つの変量の組み合わせを示しています。この表を用いて、身長と体重の関係を表す散布図を作成しましょう。
◆「近似曲線」を追加しましょう。

完成例

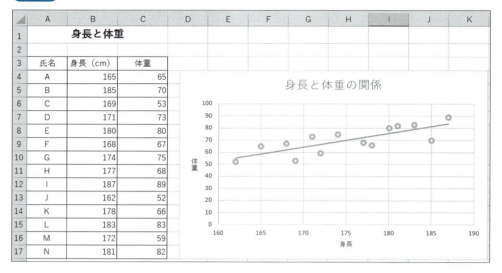

練習問題11-2 グラフを作成しましょう。ファイル名「要介護の原因」で保存します。

完成例

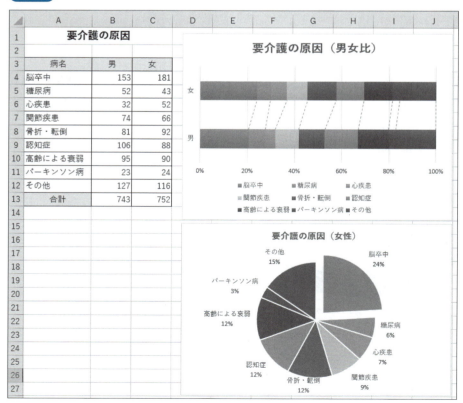

Lesson 12

データの活用

Excelの学習の最後として、他のセルのデータを参照するVLOOKUP関数などの高度な関数や、IF関数のネストを利用してみましょう。

12-1 LESSON12-1のデータの準備

TODAY関数、DATEIF関数を学習するためのデータを準備しましょう。

■LESSON 12-1　患者台帳を完成させましょう。ファイル名「患者台帳」で保存します。

完成例

	A	B	C	D	E	F	G	H	I	J
1	患者台帳									
2		現在の日付		2018/1/8						
3										
4	患者ID	氏名	性別	生年月日	年齢	診療科No.	診療科名		診療科No.	診療科名
5	40001	A	男	1945/6/2	72	1	内科		1	内科
6	40002	B	女	1951/9/28	66	2	診療内科		2	診療内科
7	40003	C	男	1949/8/13	68	5	循環器科		3	呼吸器科
8	40004	D	男	1964/3/20	53	7	外科		4	消化器科
9	40005	E	女	1980/1/17	37	3	呼吸器科		5	循環器科
10	40006	F	女	1942/11/25	75	2	診療内科		6	アレルギー科
11	40007	G	女	1971/10/12	46	2	診療内科		7	外科
12	40008	H	男	1938/4/2	79	6	アレルギー科			
13	40009	I	男	1946/7/19	71	1	内科			
14	40010	J	女	1964/12/15	53	1	内科			
15	40011	K	男	2000/8/10	17	3	呼吸器科			
16	40012	L	女	1960/5/21	57	5	循環器科			
17	40013	M	女	1944/2/8	73	5	循環器科			
18	40014	N	女	2002/11/8	15	6	アレルギー科			
19	40015	O	男	1967/7/14	50	7	外科			
20	40016	P	男	1948/6/16	69	7	外科			

①下の図を参考にデータを入力します。入力が終わったら、名前を付けて保存します。

	A	B	C	D	E	F	G	H	I	J
1	患者台帳									
2		現在の日付								
3										
4	患者ID	氏名	性別	生年月日	年齢	診療科No.	診療科名		診療科No.	診療科名
5	40001	A	男	1945/6/2		1			1	内科
6	40002	B	女	1951/9/28		2			2	診療内科
7	40003	C	男	1949/8/13		5			3	呼吸器科
8	40004	D	男	1964/3/20		7			4	消化器科
9	40005	E	女	1980/1/17		3			5	循環器科
10	40006	F	女	1942/11/25		2			6	アレルギー科
11	40007	G	女	1971/10/12		2			7	外科
12	40008	H	男	1938/4/2		6				
13	40009	I	男	1946/7/19		1				
14	40010	J	女	1964/12/15		1				
15	40011	K	男	2000/8/10		3				
16	40012	L	女	1960/5/21		5				
17	40013	M	女	1944/2/8		5				
18	40014	N	女	2002/11/8		6				
19	40015	O	男	1967/7/14		7				
20	40016	P	男	1948/6/16		7				

12-2 今日の日付の入力（TODAY関数）

Excelには今日の日付を求めるTODAY関数があります。この関数を使って、ファイルを開いた時に自動で今日の日付が表示されるようにしましょう。

> TODAY関数・・・日付/時刻関数　　TODAY ()　※引数は不要ですが、必ず () を付ける必要があります

①セルC2を選択し、［数式］タブ→［日付/時刻］から［TODAY］を選択します。

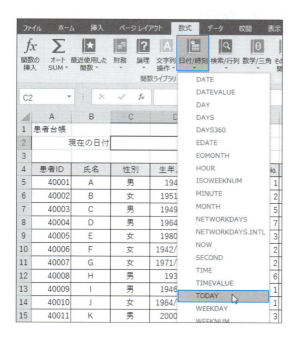

②ダイアログボックスが表示されます。［OK］をクリックします。

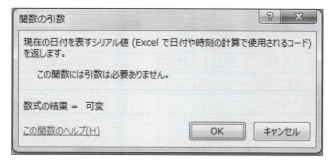

③今日の日付が表示されます。※この演習を行っている日付が表示されます。

12-3 年齢の計算（DATEDIF関数）

年齢や経過日数、勤続年数の計算は仕事で必要となることが多くあります。DATEDIF関数を使い、今日の日付から年齢計算してみましょう。

> DATEDIF関数 … 日付/時刻関数　　ＤＡＴＥＤＩＦ（開始日、終了日、"単位"）
> 開始日（第1引数）から終了日（第2引数）までの期間を第3引数で指定された単位で表示します
> ※ [関数の挿入] ダイアログボックスあるいは [関数の貼り付け] ダイアログボックスにこの関数は表示されないため、キーボードから手入力する必要があります

①セルE5を選択し、"**= DATEDIF（**"と入力します。

	A	B	C	D	E	F	G
1	患者台帳						
2		現在の日付		2018/1/8			
3							
4	患者ID	氏名	性別	生年月日	年齢	診療科No.	診療科名
5	40001	A	男	1945/6/2	=datedif(	1	
6	40002	B	女	1951/9/28		2	
7	40003	C	男	1949/8/13		5	
8	40004	D	男	1964/3/20		7	
9	40005	E	女	1980/1/17		3	
10	40006	F	女	1942/11/25		2	

②第1引数「開始日」に生年月日が入力されているセルD5を指定し、第2引数「終了日」にTODAY関数で出した現在の日付セルC2を指定し、絶対セル番地にします。単位は年を表す"Y"を指定します。最後に"）"を入力します。

	A	B	C	D	E	F	G
1	患者台帳						
2		現在の日付		2018/1/8			
3							
4	患者ID	氏名	性別	生年月日	年齢	診療科No.	診療科名
5	40001	A	男	1945/6/2	=datedif(D5,C2,"Y")		
6	40002	B	女	1951/9/28		2	

③数式をセルE20までコピーします。

	A	B	C	D	E	F
1	患者台帳					
2		現在の日付		2018/1/8		
3						
4	患者ID	氏名	性別	生年月日	年齢	診療科No.
5	40001	A	男	1945/6/2	72	1
6	40002	B	女	1951/9/28	66	2
7	40003	C	男	1949/8/13	68	5
8	40004	D	男	1964/3/20	53	7
9	40005	E	女	1980/1/17	37	3
10	40006	F	女	1942/11/25	75	2
11	40007	G	女	1971/10/12	46	2
12	40008	H	男	1938/4/2	79	6
13	40009	I	男	1946/7/19	71	1
14	40010	J	女	1964/12/15	53	1
15	40011	K	男	2000/8/10	17	3
16	40012	L	女	1960/5/21	57	5
17	40013	M	女	1944/2/8	73	5
18	40014	N	女	2002/11/8	15	6
19	40015	O	男	1967/7/14	50	7
20	40016	P	男	1948/6/16	69	7
21						

＊入力時の「現在の日付」が違うため、表示される年齢も変わります。

12-4 データの参照（VLOOKUP関数）

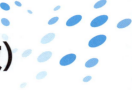

VLOOKUP関数を使うと、煩雑な入力作業を効率化することができます。診療科№を入力すると診療科名が表示されるように表を作成してみましょう。

> VLOOKUP関数・・・検索行列関数　　VLOOKUP（検索値、範囲、列番号、検索の型）
> 　　　　　　　指定した範囲から検索条件にあった値を返します
> 　　　　　　　検索の型：FALSE（または0）　検索値と完全に一致する値が検索され、見つからない
> 　　　　　　　　　　　　場合はエラー値＃N/Aが返されます
> 　　　　　　　検索の型：TRUE（または1）　一覧表のデータと完全に一致しなくても、それと近い
> 　　　　　　　　　　　　値を返します（近似検索）

①セルG5を選択し、[数式]タブ→「検索/行列]から[VLOOKUP]を選択します。

②ダイアログボックスが表示されるので、次の図のように入力します。

　検　索　値：診療科Noが入力されているセルF5を選択します。
　範　　　囲：診療科Noと診療科名の一覧表を選択し絶対セル番地にします。表の見出しは選択しません。
　列　番　号：範囲に選択した表の左から数えて何列目になるかを入力します。今回は左から数えて2
　　　　　　　列目の診療科名を表示したいので、列番号は"2"になります。
　検索方法：完全一致な値を返す検索方法を選びますので、"0"または"FALSE"を入力します。

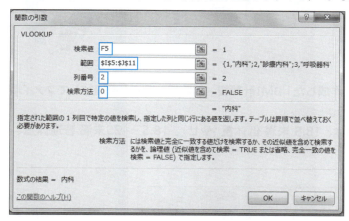

③数式をセルG20までコピーします。

	A	B	C	D	E	F	G
1	患者台帳						
2		現在の日付		2018/1/8			
3							
4	患者ID	氏名	性別	生年月日	年齢	診療科No.	診療科名
5	40001	A	男	1945/6/2	72	1	内科
6	40002	B	女	1951/9/28	66	2	診療内科
7	40003	C	男	1949/8/13	68	5	循環器科
8	40004	D	男	1964/3/20	53	7	外科
9	40005	E	女	1980/1/17	37	3	呼吸器科
10	40006	F	女	1942/11/25	75	2	診療内科
11	40007	G	女	1971/10/12	46	2	診療内科
12	40008	H	男	1938/4/2	79	6	アレルギー科
13	40009	I	男	1946/7/19	71	1	内科
14	40010	J	女	1964/12/15	53	1	内科
15	40011	K	男	2000/8/10	17	3	呼吸器科
16	40012	L	女	1960/5/21	57	5	循環器科
17	40013	M	女	1944/2/8	73	5	循環器科
18	40014	N	女	2002/11/8	15	6	アレルギー科
19	40015	O	男	1967/7/14	50	7	外科
20	40016	P	男	1948/6/16	69	7	外科
21							

④上書き保存しましょう。

12-5
LESSON 12-2のデータの準備

次の「12-6 IF関数のネスト」を学習するためのデータを準備しましょう。

■LESSON 12-2　Lesson 7で作成した「BMI計算書」を開き、データを追加してファイル名「BMI判定表」で保存しましょう。
　BMIに基づく肥満の判定基準は、18.5 未満 低体重（やせ）、18.5 ～ 25未満 普通体重、25以上は肥満とします。

完成例

	A	B	C	D	E
1	BMI判定表				
2					
3	氏名	身長（m）	体重	BMI	判定
4	A	1.7	83	28.719723	肥満
5	B	1.68	62	21.96712	普通体重
6	C	1.78	73	23.04002	普通体重
7	D	1.66	75	27.217303	肥満
8	E	1.72	68	22.985398	普通体重
9	F	1.69	58	20.307412	普通体重
10	G	1.73	51	17.040329	低体重
11	H	1.58	65	26.037494	肥満

12-6 IF関数のネスト

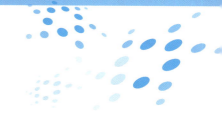

関数の中に関数を入れることを関数のネスト（入れ子）といいます。今回はIF関数の中にIF関数をネストした式を作成します。

①追加データを入力します。数式はコピーしてください。データの入力が終わったら名前を付けて保存します。

	A	B	C	D	E
1	BMI判定表				
2					
3	氏名	身長（m）	体重	BMI	判定
4	A	1.7	83	28.719723	
5	B	1.68	62	21.96712	
6	C	1.78	73	23.04002	
7	D	1.66	75	27.217303	
8	E	1.72	68	22.985398	
9	F	1.69	58	20.307412	
10	G	1.73	51	17.040329	
11	H	1.58	65	26.037494	

②セルE4を選択し、[数式]タブの[論理]ボタンから[IF]を選択します。
③関数のダイアログボックスの[論理式]と[真の場合]を図のように入力します。次に[偽の場合]をクリックします。

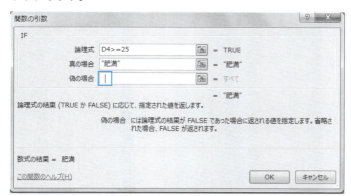

④ [名前ボックス]をクリックし、一覧から [IF] を選択します。

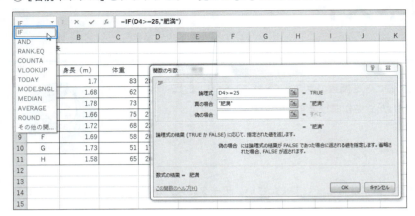

⑤ 数式バーを確認すると、IF関数がネスト（入れ子）されたことがわかります。

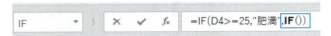

⑥ 新しく表示されたダイアログボックスに以下のように入力します。

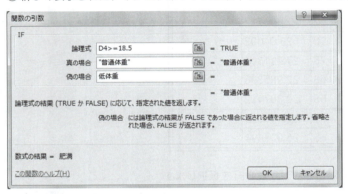

⑦ 数式をコピーし、表のタイトルを変更し上書き保存しましょう。

練習問題 12-1
データを入力し、表を完成させましょう。ファイル名「医療用品請求書」で保存します。

◆「品番」を入力したら、「品名」と「単価」が表示されるようにしましょう。
◆「品番」が入力されていないセルに数式をコピーすると、エラーコードが表示されてしまいます。IF関数を組み合わせて、「品番」が未入力なら空白を返すようにしましょう。

完成例

	A	B	C	D	E	F	G	H	I
1			ご請求書					商品一覧表	
2	品番	品名	単価	数量	小計		品番	品名	単価
3	1	サージカルマスク	180	200	¥36,000		1	サージカルマスク	¥180
4	3	アルコールタオル	1,600	15	¥24,000		2	プラスティックグローブ	¥270
5	4	メディカルシーツ	150	15	¥2,250		3	アルコールタオル	¥1,600
6	8	滅菌テープ	1,230	5	¥6,150		4	メディカルシーツ	¥150
7	9	廃棄バッグ	25,000	3	¥75,000		5	アンダーシーツ	¥1,400
8	13	亜麻仁油紙（100枚入）	1,300	2	¥2,600		6	液体ハンドソープ	¥1,680
9							7	サージカルテープ	¥1,000
10							8	滅菌テープ	¥1,230
11							9	廃棄バッグ	¥25,000
12							10	尿とりパッド	¥800
13				合	計	¥146,000	11	リハビリパンツ	¥1,500
14				消 費	税	¥11,680	12	不織布ガーゼ	¥200
15				ご 請	求 書	¥157,680	13	亜麻仁油紙（100枚入）	¥1,300
16							14	歯科用歯ブラシ（20本）	¥600
17							15	コールド＆ホットパック	¥800

練習問題 12-2
表を作成し、ファイル名「血圧判定」で保存しましょう。

◆血圧の上が140未満かつ下が90未満の場合は"正常"、上が160未満かつ下が100未満の場合は"要観察"、それ以外は"要指導、要治療"と表示する。
◆AND関数…すべての条件を満たす =AND(論理式1, 論理式2, …)

完成例

	A	B	C	D	E
1			血 圧 判 定		
2					
3	氏名	年齢	血圧		判定
4			上	下	
5	A	38	160	97	要指導・要治療
6	B	42	142	82	要観察
7	C	26	100	72	正常
8	D	45	158	100	要指導・要治療
9	E	29	92	68	正常
10	F	33	110	80	正常
11	G	44	128	98	要観察
12	H	52	98	76	正常
13	平均値	38.625	123.5	84.125	

Lesson 13

プレゼンテーションの作成

　医療従事者にはプレゼンテーション力が求められています。プレゼンテーションとは情報伝達の1つで、聞き手に対して情報、企画、提案を提示して説明することです。例えば、学会発表や看護研究、カンファレンスなどの目的でプレゼンテーションが行われます。プレゼンテーションでは、わかりやすく説明することが求められています。また、プレゼンテーションの内容に説得力を持たせることも求められています。
　プレゼンテーションの資料を作成しながら、「情報をまとめる」「わかりやすく説明する」ことを意識してみましょう。

13-1 PowerPointの基本操作

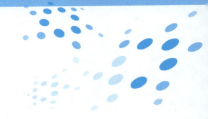

PowerPointは、プレゼンテーション発表や、企画書を作成するためのアプリケーションソフトです。この章では、Microsoft PowerPoint 2016を使用して、文章やグラフ、表などをスライド形式で作成し、図形や写真・イラストなどを使用して視覚効果の高い資料を作成する方法を学んでいきます[*1]。

*1 PowerPoint 2013でも操作はほとんど変わりません。操作の異なる部分には、【Office 2013の場合】というヒントを設けています。

13-1-1 PowerPointの画面構成

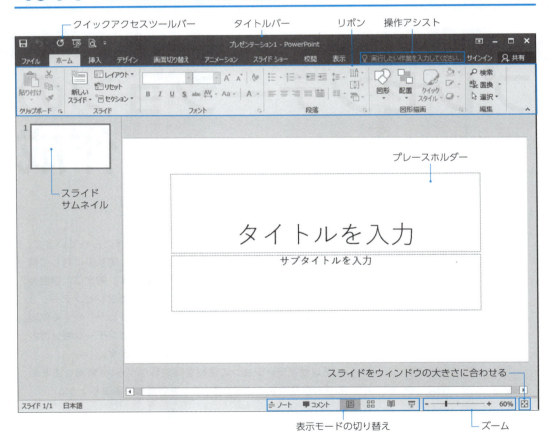

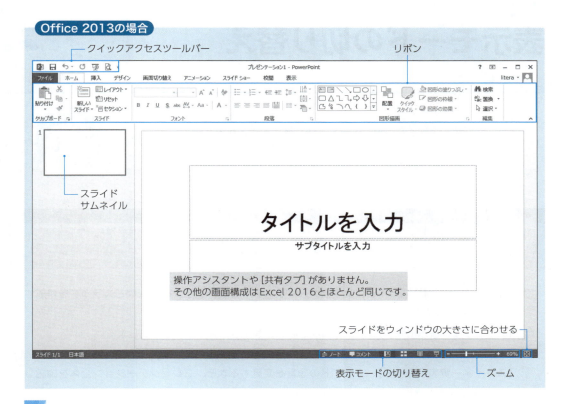

13-1-2　各部の機能

名称	機能
クイックアクセスツールバー	よく利用するコマンドボタンを配置することで、すばやく操作することができます。カスタマイズも可能です。
リボン	様々なコマンドがタブごとにまとめられています。
タイトルバー	スライドファイル名とアプリケーション名が表示されます。
操作アシスト	この部分に入力して、PowerPointのヘルプを参照できます。
表示モードの切り替え	表示モードを切り替えます。
ズーム	スライドの表示倍率を変更します。

13-2 表示モードの切り替え

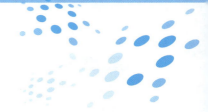

［表示］タブからスライドの表示モードを切り替えることができます。

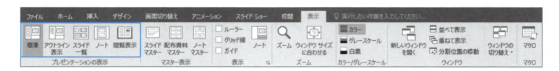

【標準表示モード】 スライドに文字入力、イラストや写真、グラフの挿入などスライドを作成するときに使用します。

【アウトライン表示モード】 文章の構成を確認しながら、スライドを作成します。
編集時に使用する表示モードの他に、スライドショーを実行するための画面があります。

【スライド一覧表示モード】 スライドの順番を変更するなど、プレゼンテーション全体を確認しながら編集するときに使用します。

【ノートモード】 スライドには表示せず、プレゼンテーションのときに説明する必要があるかもしれない追加情報を書いておくための場所です。

【閲覧表示モード】 ツールバーやメニューを非表示にし、ページを表示する領域を広くとります。

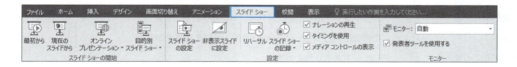

13-3 プレゼンテーションの作成

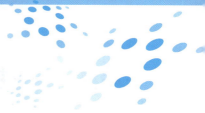

ではここから実際にPowerPointを使ってプレゼンテーションを作成してみましょう。

■**LESSON13** 次のプレゼンテーションを作成しましょう。ファイル名「**認知症とは**」で保存します。

完成例

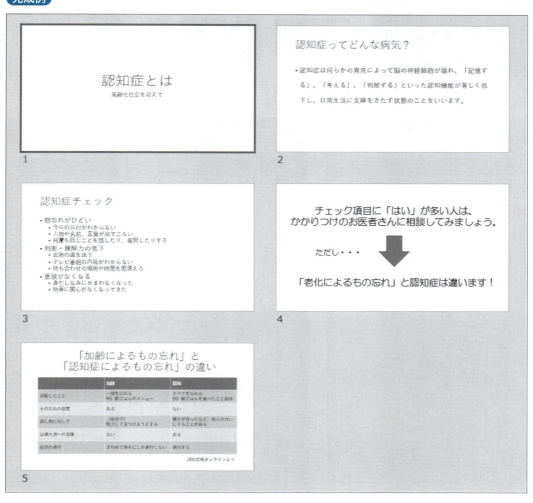

13-3-1 プレゼンテーションの新規作成

①PowerPointを起動し、[新しいプレゼンテーション]をクリックします。

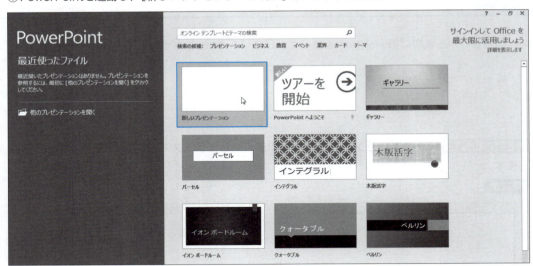

②タイトルスライドが表示されます。

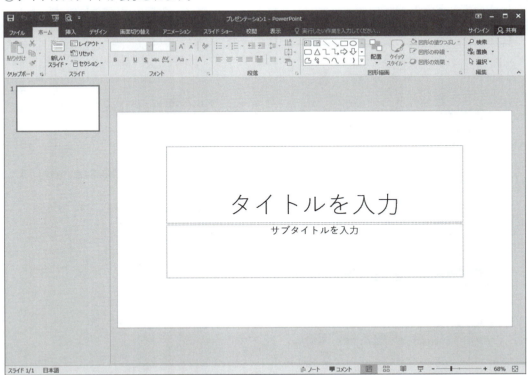

13-3-2　プレースホルダーとテキスト

　文字を入力するための枠を「プレースホルダー」といいます。プレースホルダーにタイトルとサブタイトルを入力しましょう。

①「タイトルを入力」と表示されているプレースホルダーの中をクリックします。カーソルが表示されるので「認知症とは」と入力します。

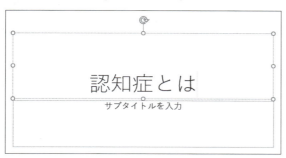

②プレースホルダーの中にカーソルが表示され、枠線が点線の状態では文字はまだ確定ではありません。プレースホルダーの枠線の上にマウスポインタを合わせ、クリックし確定します。枠線が実線に変わります。この状態のことをプレースホルダーの選択といいます。

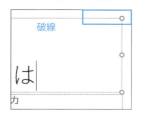 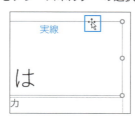

③「サブタイトルを入力」と表示されているプレースホルダーに「高齢化社会を迎えて」と入力しましょう。

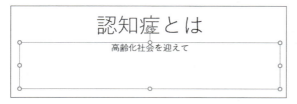

13-3-3　新しいスライドの挿入

　新しいスライドを挿入します。

①［ホーム］タブの［新しいスライド］ボタンをクリックします。

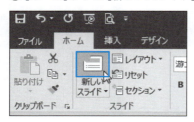

②「タイトルとコンテンツ」レイアウトのスライドが追加されます。

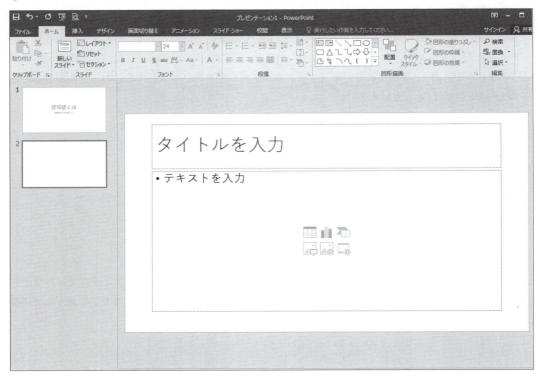

> **参考**
> **スライドのレイアウトは後から変更できる**
> スライドを追加すると、[タイトルとコンテンツ]のレイアウトが適用されます。あらかじめレイアウトを選択しておくこともできますが、後からレイアウトを変更することもできます。後からレイアウトを変更するには、[ホーム]タブの[レイアウト]ボタンから目的のレイアウトをクリックします。

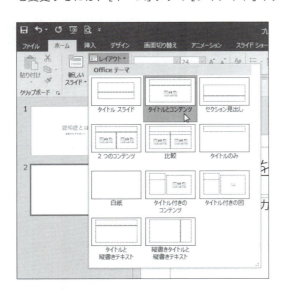

③2枚目のスライドに下図を参考に文字を入力します。

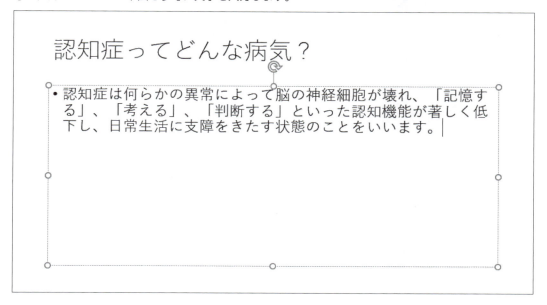

13-3-4 行間の変更

　プレースホルダー内の文章が読みにくい場合は、行間を調整して読みやすくします。
①［ホーム］タブの［段落］グループの［行間］ボタンをクリックし、「2.0」を選択します。

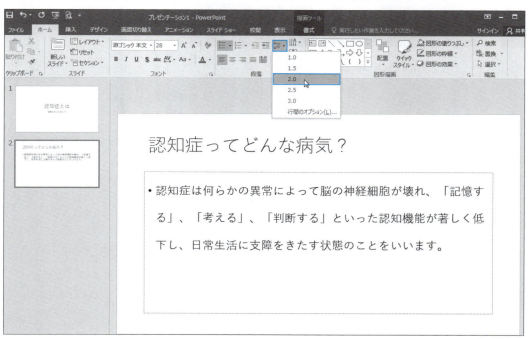

②名前を付けて保存します。

13-3-5　箇条書きの編集

箇条書きを入力した後、行頭文字やレベルの変更をすることができます。
①3枚目のスライドを追加し、下図を参考に文書を入力します。

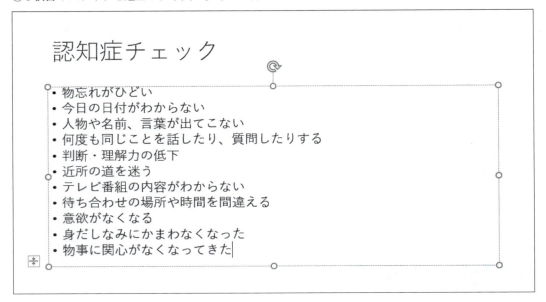

②箇条書きの2～4行目を選択し、[ホーム]タブの[段落]グループの[インデントを増やす]ボタンをクリックします。

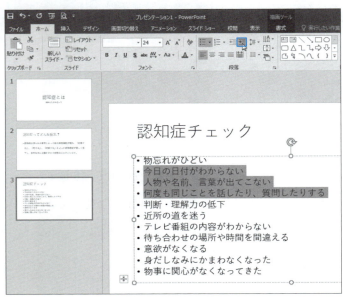

③箇条書きのレベルが変更され、文字サイズなどが変更されます。

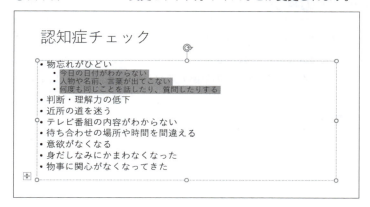

④残りの箇条書きも下図を参考に箇条書きのレベルを変更します。

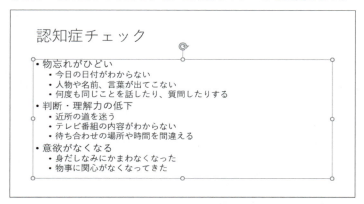

⑤行頭文字を変更します。箇条書きのプレースホルダーを選択し、［ホーム］タブの［段落］グループの［箇条書き］ボタンの▼をクリックし、行頭文字を変更します。

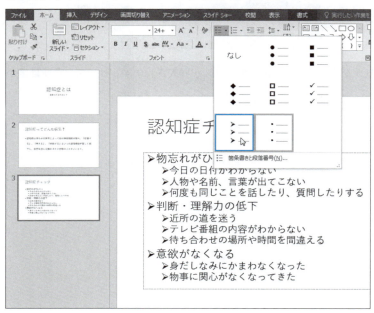

13-3-6　テキストボックスの挿入

　スライドのレイアウトの中に合うものがない場合は、「白紙」レイアウトを選択し、テキストボックスやオブジェクトを挿入してレイアウトを自分で作ります。
①4枚目のスライドを挿入します。[新しいスライド] ボタンの下部分をクリックし、「白紙」レイアウトを選択します。

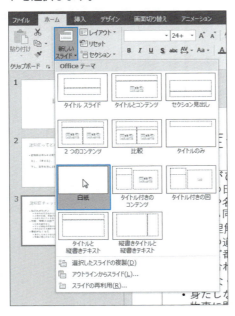

②[挿入] タブの [テキスト] グループの [テキストボックス] ボタンをクリックします。

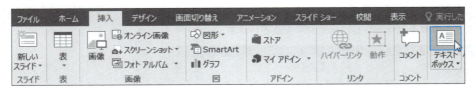

③スライドの適当な場所でクリックすると、テキストボックスが挿入されます。サイズ、場所は後から変更できます。

④下図を参考に文字を入力します。

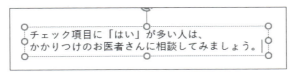

⑤テキストボックスを選択し、書式を設定します。
　フォント　「HG丸ゴシックM-PRO」
　フォントサイズ　40p
　中央揃え
⑥書式の設定が終わったら、スライドの中央にテキストボックスを移動します。
テキストボックスの線にマウスポインタをあわせドラッグします。

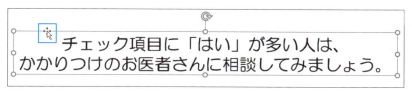

⑦他にもテキストボックスを挿入し、下図を参考に作成しましょう。

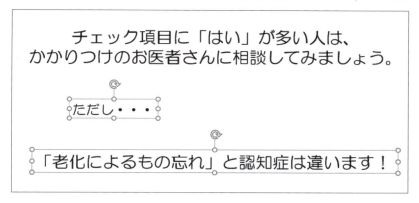

13-3-7　図形の挿入

　図形を使うことで、より効果的に伝えることができます。文字と図を上手に使いましょう。
①[挿入]タブの[図]グループの[図形]ボタンをクリックし、[下矢印]をクリックします。

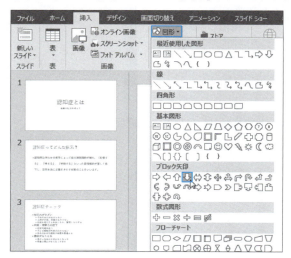

②マウスポインタの形が「＋」の状態になります。適当な大きさにドラッグして下矢印を作図します。

13-3-8 表の挿入

①新しいスライドを追加します。レイアウトは「タイトルとコンテンツ」を選択します。
②タイトルのプレースホルダーに入力します。

③コンテンツのプレースホルダーの［表の挿入］アイコンをクリックします。

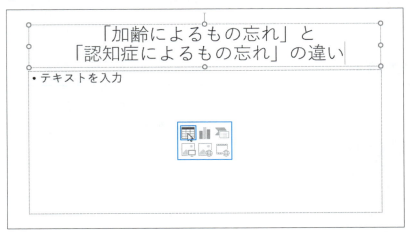

④［表の挿入］ダイアログボックスが表示されます。列数「3」、行数「5」と選択します。

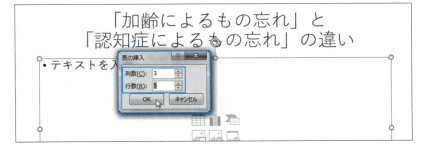

⑤表が挿入されます。文字を入力します。

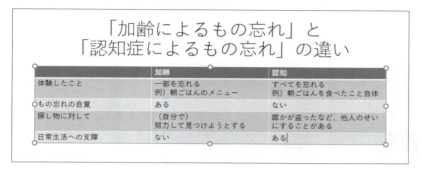

⑥行を追加します。［表ツール］の［レイアウト］タブの［下に行を挿入］ボタンをクリックします。

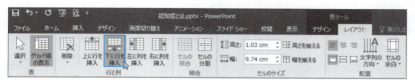

⑦カーソルのある行の下に一行追加されます。文字を入力します。

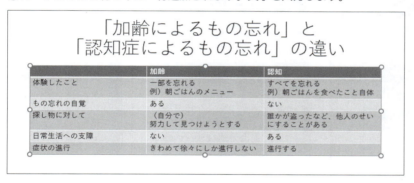

13-3-9 表のスタイルの変更

①行の高さを変更します。ハンドルにマウスポインタをあわせて下方向にドラッグします。
②表全体の行の高さが変更されます。
③行の高さを揃えるために、［高さを揃える］をクリックすします。

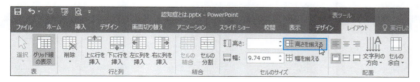

④文字列の配置を変更します。表の中で垂直方向に中央揃えにしましょう。
表全体を選択します。

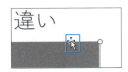

⑤ [表ツール] の [レイアウト] タブの [配置] グループの [上下中央揃え] を選択します。

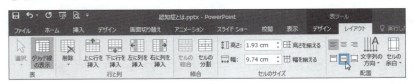

⑥テキストボックスを挿入し、引用元を表記します。

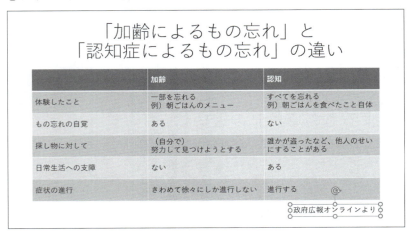

⑦上書き保存します。

練習問題13　テーマを決め、今までの演習を参考に、5分程度で説明するプレゼンテーションを作成しましょう。ファイル名「自由課題」で保存します。

Lesson 14

プレゼンテーションのデザイン

スライドを作成するだけでなく、プレゼンテーションを見栄えよくするツールがPowerPointには用意されています。そのほか発表用のツールも用意されています。上手に使って、相手により伝わるプレゼンテーションを作りましょう。

14-1 デザイン性の向上

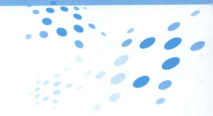

作成したスライドの見た目を良くしてみましょう。まずはスライド全体に統一したデザインを適用する「テーマ」と「スライドマスター」を学習しましょう。

■ LESSON 14-1　次のプレゼンテーションを作成しましょう。ファイル名「病院実習心得」で保存します。

完成例

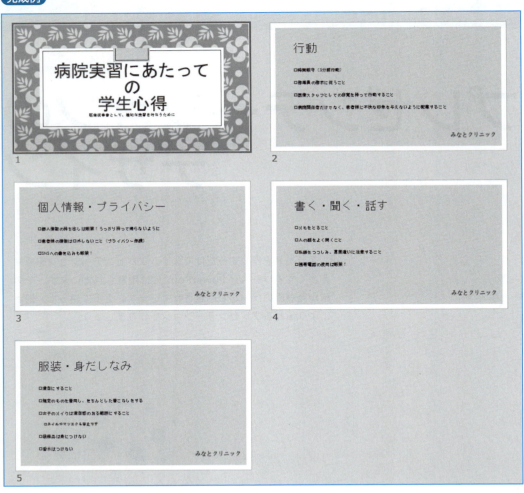

14-1-1 テーマの適用

「テーマ」を使用すると、スライド全体のデザインをまとめて変更することができます。背景の色や模様、フォント等の書式を変更することができます。

①ファイルを新規作成し、下図を参考にスライドを5枚作成します。

■1枚目のスライド

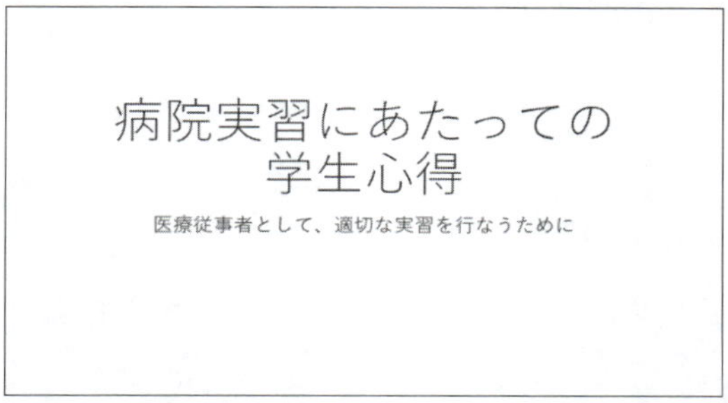

> 病院実習にあたっての
> 学生心得
> 医療従事者として、適切な実習を行なうために

■2枚目のスライド

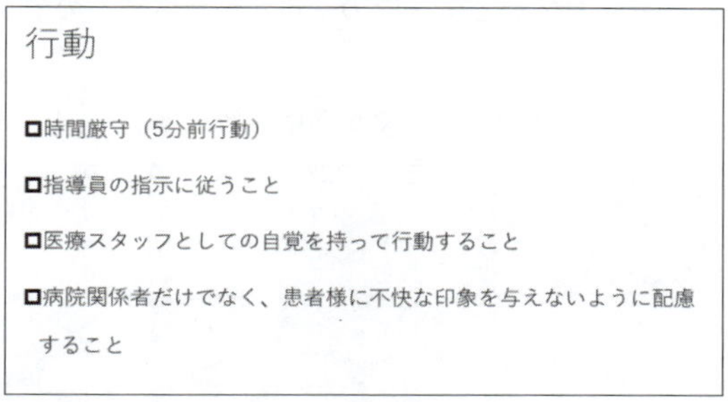

> 行動
> ◻時間厳守（5分前行動）
> ◻指導員の指示に従うこと
> ◻医療スタッフとしての自覚を持って行動すること
> ◻病院関係者だけでなく、患者様に不快な印象を与えないように配慮すること

■3枚目のスライド

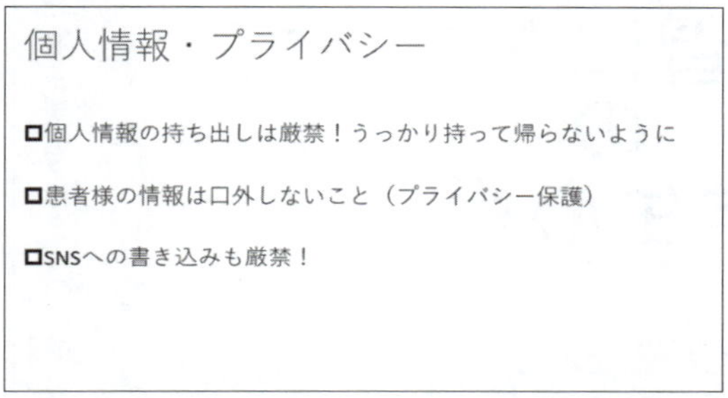

> 個人情報・プライバシー
> ◻個人情報の持ち出しは厳禁！うっかり持って帰らないように
> ◻患者様の情報は口外しないこと（プライバシー保護）
> ◻SNSへの書き込みも厳禁！

■4枚目のスライド

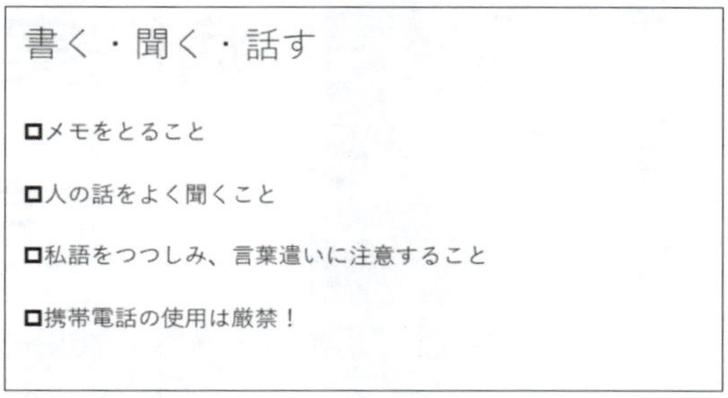

> 書く・聞く・話す
> ◻メモをとること
> ◻人の話をよく聞くこと
> ◻私語をつつしみ、言葉遣いに注意すること
> ◻携帯電話の使用は厳禁！

■5枚目のスライド

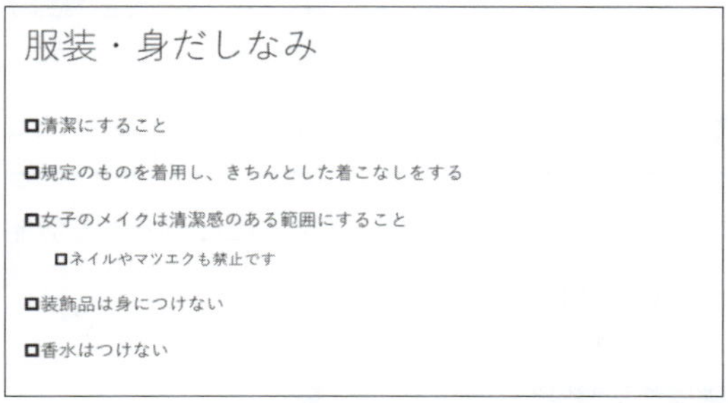

> 服装・身だしなみ
> ◻清潔にすること
> ◻規定のものを着用し、きちんとした着こなしをする
> ◻女子のメイクは清潔感のある範囲にすること
> 　　◻ネイルやマツエクも禁止です
> ◻装飾品は身につけない
> ◻香水はつけない

②名前を付けて保存しましょう。
③[デザイン]タブの[その他]ボタンをクリックします。

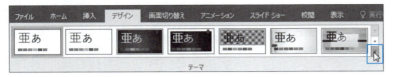

④用意されているテーマの一覧が表示されるので、その中から「シャボン」を選択します。

⑤スライド全体にテーマが適応されます。

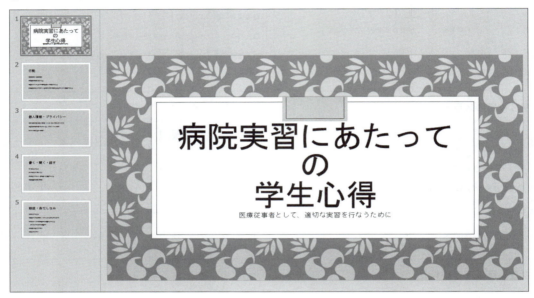

14-1-2　スライドマスターの作成

　PowerPointにはスライドマスターという、すべてのスライドをまとめて編集することができる機能が用意されています。同じフォントやロゴなどの画像を表示させたい場合に使用します。
①[表示]タブの[スライドマスター]ボタンをクリックします。

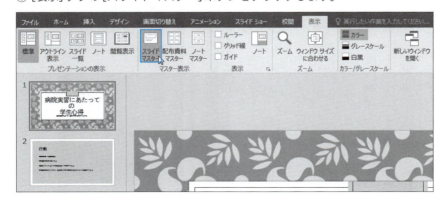

②スライドマスター画面が表示されます。

これまでのスライド作成の画面とは違う画面が表示されます。

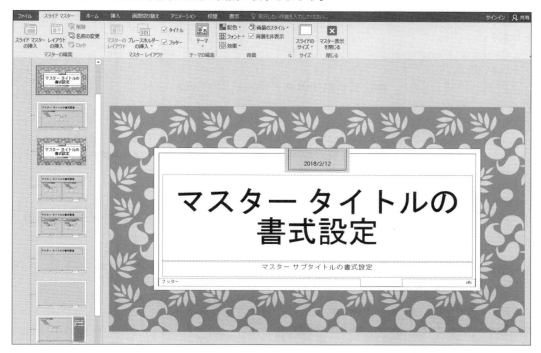

③すべてのスライドにロゴを挿入します。

一番上の「スライドマスター」スライドを選択します。「スライドマスター」スライドに書式を設定すると、全スライドに共通の書式を設定することができます。

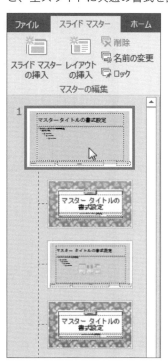

参考
「スライドマスター」以外の書式設定

それぞれのスライドで別々の書式を設定したい場合は、「スライドマスター」スライド以外の書式を設定します。

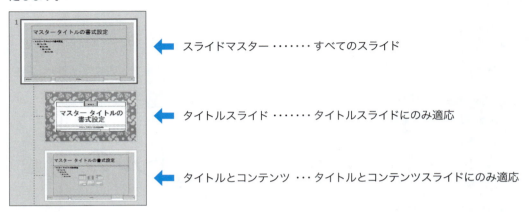

④ [挿入] タブの [画像] ボタンをクリックします。「ロゴ．png」を選択します。

※事前に画像をダウンロードしておきます。

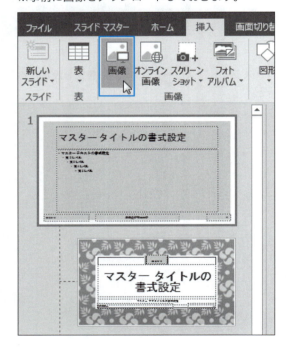

⑤スライドの中央に画像が表示されます。ドラッグして右下に移動しましょう。

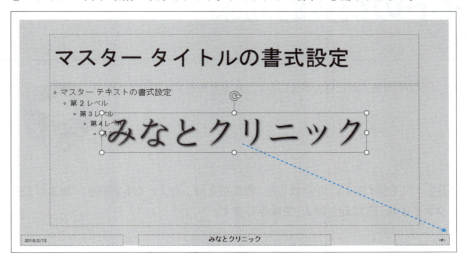

⑥［スライドマスター］タブに戻り、［マスター表示を閉じる］ボタンをクリックし、スライドマスターを閉じます。

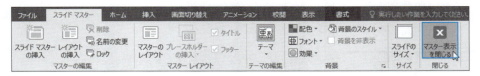

⑦タイトルスライド以外のすべてのスライドにロゴが表示されていることを確認しましょう。

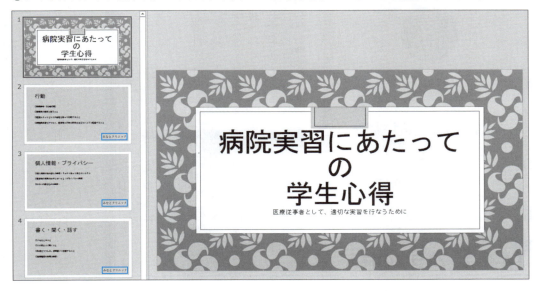

⑧上書き保存します。

14-2 スライドの視覚的効果

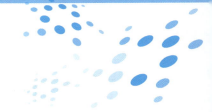

ここではスライドの切り替え時に動きを追加して、視覚効果を高める方法を学習します。

■**LESSON 14-2** 「LESSON13」で作成した「認知症とは」のファイルを開き、加工して保存しましょう。ファイル名「認知症とは2」で保存します。

完成例

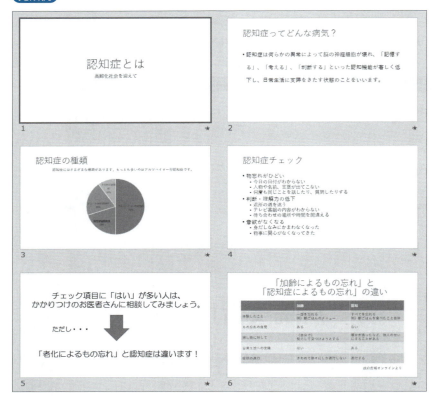

14-2-1 グラフの挿入

グラフはExcelで作成したものを貼り付けることもできますが、簡単なグラフであればPowerPointでも作成することができます。円グラフを作成して、認知症の種類の割合を視覚化してみましょう。
①ファイルを開いたら、間違えて上書き保存しないように、名前を付けて保存しましょう。

14-2 スライドの視覚的効果

②6枚目のスライドを「タイトルとコンテンツ」レイアウトで挿入します。タイトルに「認知症の種類」と入力します。

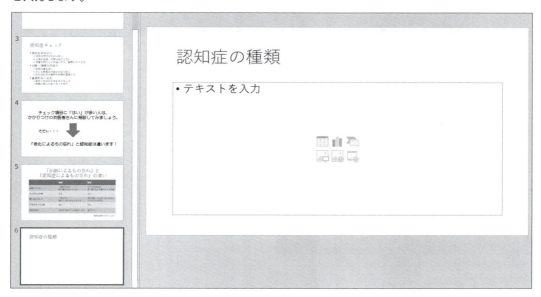

③コンテンツプレースホルダー内の[グラフの挿入]アイコンをクリックします。

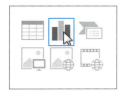

④[グラフの挿入]ダイアログボックスが表示されるので、「円グラフ」を選択し、[OK]をクリックします。

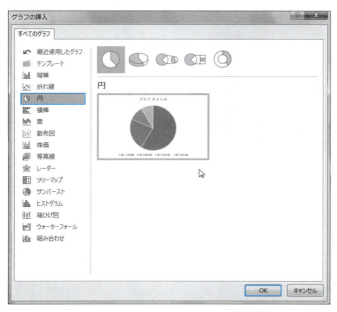

⑤別のウィンドウでデータシートが開き、データシートにはサンプルデータが表示されています。

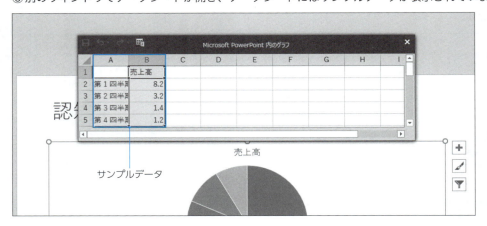

⑥データシートのサンプルデータを削除し、データを入力します。

A	B
	列1
アルツハイマー型認知症	50%
脳血管性認知症	20%
レビー小体型認知症	20%
その他の認知症	10%

⑦下図を参照に、グラフを編集しましょう。「認知症には〜」の文字列はテキストボックスで挿入します。

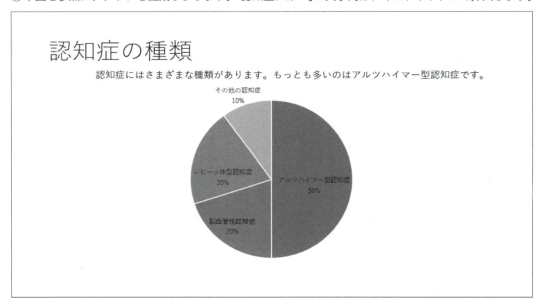

14-2-2 画面の切り替え操作

スライドショーでスライドを切り替えるときの動きを設定することができます。
①スライドの順番を入れ替えます。表示モードを「スライド一覧」表示に変更し、6枚目のスライドを3枚目に移動します。

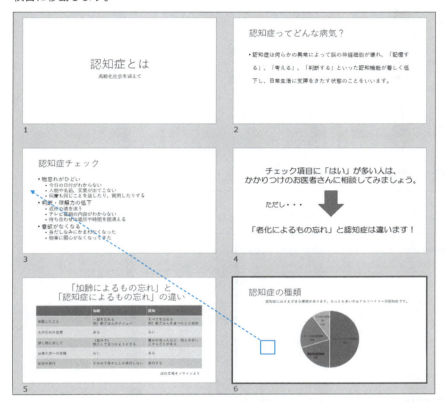

②標準表示に戻し、1枚目のスライドが選択されていることを確認し、[画面切り替え]タブをクリックします。

「画面切り替え」の一覧から、任意の画面切り替え効果をクリックすると、その画面切り替えがどのように適用されるのかを画面上で確認できます。

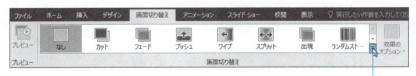

[その他]ボタン

③[その他]ボタンをクリックすると、さらにたくさんの効果を選択できます。
切り替え効果「ブラインド」を選択します。

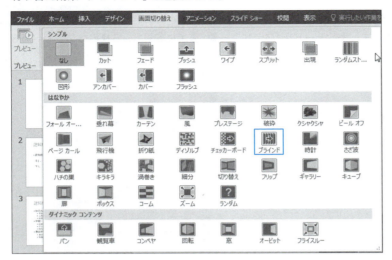

④スライドのサムネイルにアニメーションが設定されていることを表すアイコンが表示されます。

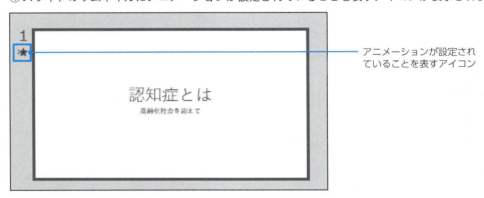

アニメーションが設定されていることを表すアイコン

⑤他のスライドにも画面の切り替え効果を設定しましょう。

14-3 プレゼンテーションの実行

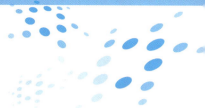

ではプレゼンを実行してみましょう。PowerPointでは本番の前にリハーサルを行うことも可能です。

14-3-1 プレゼンテーションのリハーサル

　スライドショーでスライドを切り替えるときの時間（表示時間）を設定することができます。スライドショーのリハーサルを行って、予行演習のスライドの表示時間を記録し、タイミングを調整したりすることができます。

①［スライドショー］タブの［リハーサル］ボタンをクリックします。

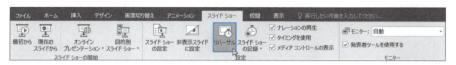

②リハーサルモードでスライドショーが開始され、画面上に［リハーサル］ツールバーが表示されます。

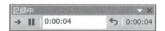

③スライドショーが終了したら、記録の保存を確認するダイアログボックスが表示されます。保存する場合は［はい］を選択します。保存した場合、次にスライドショーを実行すると、このタイミングでスライドが切り替わって自動実行されます。

14-3-2 スライドへの書き込み

　スライドショーに書き込みながらプレゼンテーションを行うことができます。強調して説明をしたいときにとても有効です。

①2枚目のスライドを選択し、［スライドショー］タブの［現在のスライドから］ボタンをクリックします。

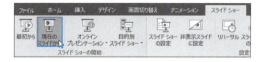

②スライドショーを実行すると、画面左下にアイコンが表示されています。この中の［ペン］アイコンをクリックすると、ペンの種類を選択するメニューが表示されます。「蛍光ペン」を選択しましょう。

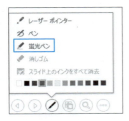

③強調したい部分をドラッグします。

認知症ってどんな病気？

・認知症は何らかの異常によって脳の神経細胞が壊れ、「記憶する」、「考える」、「判断する」といった認知機能が著しく低下し、日常生活に支障をきたす状態のことをいいます。
ドラッグ

④Escキーを押すと、元のポインタに戻ります。スライドショーが終了したときに書き込んだ内容を保存するかどうか確認するダイアログボックスが表示されます。
⑤上書き保存しましょう。

参考

ノートの作成

プレゼンテーション資料を作成するとき、スライドごとに原稿や忘れずに話したいポイントを「ノート」に書き込むことができます。
ノートは標準表示モードのノートペインで作成するか、またはノートモード表示に切り替えて作成します。
◆作成例

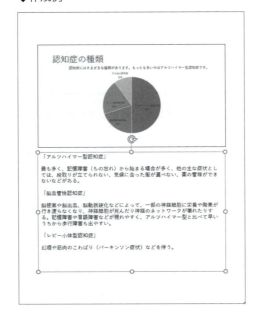

◆ノートの印刷

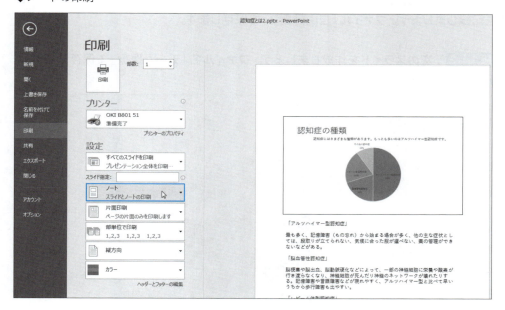

参考

配布資料の印刷

スライドの内容を配布物として印刷することができます。1枚の用紙にスライドを何枚入れるかどうかを選択できます。

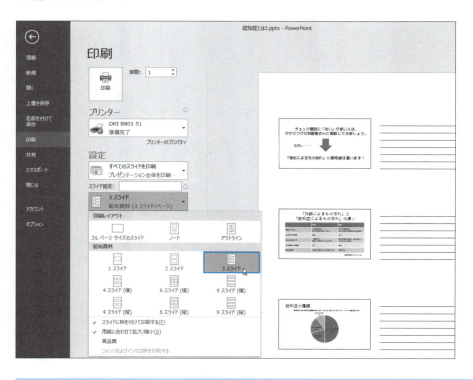

練習問題14-1 練習問題13で作成したプレゼンテーションでリハーサルを行い、切り替え時間を記録しましょう。ファイル「自由課題2」で保存します。

練習問題14-2 次のスライドを作成しましょう。ファイル名「チーム医療」で保存します。

ヒント …SmartArt、テキストボックス

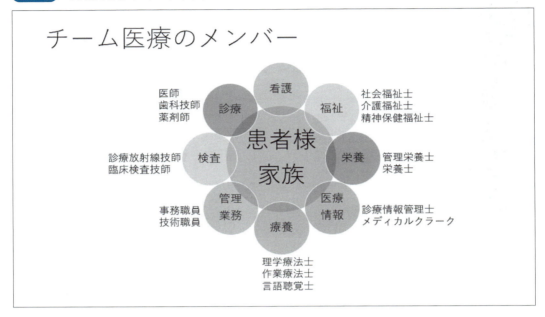

Lesson 15

情報セキュリティと情報モラル

　情報通信技術はめまぐるしいスピードで進化を遂げており、医療従事者を取り巻く環境は大きく変化しています。
　このように社会が変化している一方で、情報管理に対する意識の低さは社会的問題にもなり、様々なトラブルを引き起こしてしまう事例があとをたちません。
　基本的な情報セキュリティの知識と関連法規も含めてしっかり学習していきましょう。

15-1 情報セキュリティとは

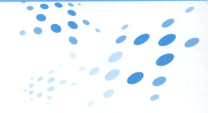

　情報セキュリティとは、様々な「脅威」によって生じる事件・事故から「情報資産」を守ることです。大切な情報が外部に漏れたり、コンピュータウイルスに感染したり、普段使用しているシステムが急に使えなくなったりしないよう、必要な対策をとることが必要です。私たちがコンピュータシステムやインターネットを安心して利用することができるように対策をとることを、情報セキュリティ対策といいます。

15-1-1　情報資産とは

　情報資産とは、守るべき価値のある情報とそのシステムのことです。また情報そのものに限らず、情報システムを構成する物品や、情報システムが提供するサービスなども含みます。例えば、企業の財務情報、人事情報、顧客情報、技術情報、記録媒体、メモ、コンピュータそのもの、人の記憶や知識も情報資産に含みます。

　「情報セキュリティにおいて守るべきものは情報資産である」、これが情報セキュリティにおける基本的な考え方になります。

15-1-2　情報セキュリティの3要素

【機密性】　情報へのアクセスを許可された人だけが情報を扱うことができるようにすること。情報漏えい防止、アクセス権の設定などの対策

【完全性】　情報または情報の処理が正確であり、安全であるようにすること。改ざん防止、検出などの対策

【可用性】　情報へのアクセスを許可された人だけが、必要なときにいつでも情報や情報システムにアクセスできるようにすること。電源対策、システムの二重化などの対策

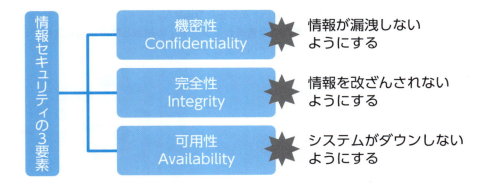

15-1-3 情報セキュリティポリシー

　企業などの組織は、情報セキュリティを守るべき責任があります。組織内で扱う情報資産を守るために、PDCA（Plan-Do-Check-Act）サイクルをまわして情報セキュリティに関する計画の立案、実行と運用、チェック、見直しを行わなくてはいけません。

　情報セキュリティポリシーとは、企業が所有する情報資産をどのように守るか、体系的にかつ具体的にまとめたもののことをいいます。情報セキュリティポリシーは、情報セキュリティ基本方針と情報セキュリティ対策基準からなります。

情報セキュリティポリシーの構成

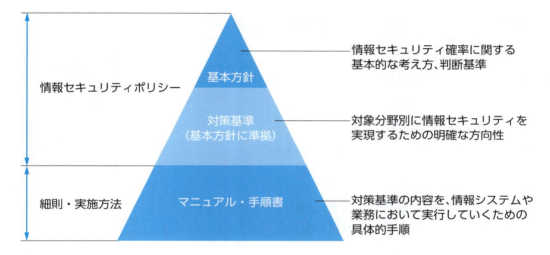

15-2
情報モラル

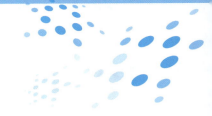

情報モラルとは、コンピュータやインターネットを利用するときに個人が守らなければならない最低限のマナーやルールのことです。情報化社会では情報の取り扱いに注意する必要があります。Webページや、掲示板への投稿、SNS、ブログなどインターネットで情報を発信する場合は、虚偽の情報で他人に不利益を与えたり、社会が混乱するような情報を発信してはいけません。

15-2-1　インターネット利用時の注意事項

1　個人情報の管理
自分や知り合いの個人情報（氏名、住所、生年月日、電話番号など）を
安易に書き込んだり、送信したりしない。

2　著作権・肖像権
著作権・肖像権を侵害していないか十分に確認する。

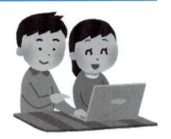

3　ID・パスワードの管理
ID・パスワードは他人に知られないように厳重な管理も必要ですが、
　　　・推測しにくいパスワードを使用する
　　　・定期的にパスワードを変更する
　　　・同じパスワードを使いまわさない
こともとても大事です。

4　詐欺・取引
信用できる業者であるか確認することが大事です。メール以外の連絡先（住所や固定の電話番号など）が明記されているかどうかも目安になります。また取引明細や記録を保存するか、プリントアウトして控えとしてとっておきましょう。

5　クレジットカードの取り扱い
利用するWebサイトがSSLなどのセキュリティ対策を行っているか確認します。

6　ウイルス対策
コンピュータウイルスはWebページの閲覧、メール、ファイルのダウンロードなどから感染することがあります。ウイルスの感染を防ぐためには、ウイルス対策ソフトを利用することがもっとも有効な対策ですが、必ずウイルス対策ソフトのパターンファイルを常に最新のものにアップデートしておくようにしましょう。

ウイルス対策7箇条（IPA）
 1. 最新のウイルス定義ファイルに更新し、ワクチンソフトを活用すること
 2. メールの添付ファイルは、開く前にウイルス検査を行うこと
 3. ダウンロードしたファイルは、使用するまえにウイルス検査を行うこと
 4. アプリケーションのセキュリティ機能を活用すること
 5. セキュリティパッチをあてること
 6. ウイルス感染の兆候を見逃さないこと
 7. ウイルス感染被害からの復旧のためのデータのバックアップを行うこと

15-2-2　個人情報

　個人情報とは、氏名や住所、電話番号、メールアドレス、顔写真、生年月日など、その人個人を特定できる情報のことで、他の情報と容易に照合することができ、それにより特定の個人を識別することができるものも含みます。インターネット上の情報は誰もが閲覧することができます。自分の個人情報はもちろんのこと、知人、仕事上の知り合いなどの個人情報をインターネット上に記載しないようにしましょう。

表　個人情報に含まれるもの

基本事項	氏名、住所、性別、生年月日、年齢、電話番号、国籍
家庭生活	親族関係、婚姻歴、家族状況、居住状況
社会生活	職業、職歴、順位、役職、学業、学歴、資格、賞罰、成績、評価、趣味
経済活動	資産、収入、借金、預金、信用情報、納税額、公的扶助、取引状況

　個人情報取り扱事業者は本人の求めに応じて、個人情報の開示、訂正、利用停止を行わなければなりません。

15-2-3　知的財産権

　知的財産権とは人間の知的創造活動によって生み出される、表現・アイディア・技術など実態のないものを保護するために、その考案者に与えられる権利のことで、大きく2つに分けることができます。
　1つは「産業財産権」、もう1つが「著作権」です。

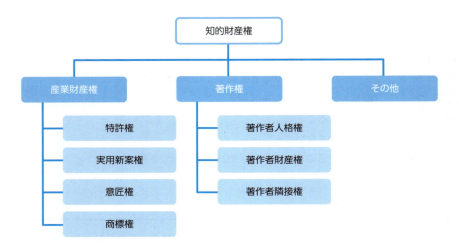

15-2-3-1　産業財産権

　産業財産権は、発明・考案・デザイン・ロゴマークなどに対して保護される権利です。特許権、実用新案権、意匠権、商標権からなり、それぞれの根拠となる法律も定められています。

15-2-3-2　著作権

　著作権は、産業財産権とともに知的財産権と呼ばれる権利の1つです。著作権は文化的な創作物の保護を対象とします。音楽、絵画、学術、小説、映画、コンピュータ・プログラムなどを著作物といい、それを創作した人、団体が著作者です。
　産業財産権は登録しなければ権利が発生しませんが、著作権は、登録しなくても著作物が創作された時点で権利が発生します。

- ・著作者人格権
　著作者の人格的な利益を保護する権利であり、公表権、氏名表示権、同一性保持権などから構成され、譲渡や相続することはできません。
- ・著作者財産権
　著作物の財産的な利益を保護します。複製権や上演権、放送権といった権利があり、他人に譲渡することができます。
- ・著作隣接権
　著作物の演奏者、演出家、音楽アルバム出版社などに与えられる権利です。

15-2-3-3　著作権の侵害

　著作物の内容の全部または一部を著作者の許可なしに複製し配布することは著作権の侵害となり、法律で禁止されています。

- ・Webページの画面を他の媒体に無断掲載すること
- ・テレビ、DVD画像の無断掲載すること
- ・楽曲の無断掲載すること
- ・市販ソフトウェアの無断配布すること
- ・メールやメッセージ、SNSの投稿内容の無断公開すること

・新聞、雑誌、書籍の無断転載すること

　これらのことは著作権の侵害にあたります。故意であるかどうか関係ありません。悪気がないとしても侵害にあたれば問題になります。十分注意しましょう。

15-2-3-4　著作権の例外

著作権者の了解無しに、著作物を利用できる場合があります。

1. 私的利用のためのコピー
2. 引用のためのコピー
   引用するには、①自分の文章があくまで主であること（つまり引用は従）、②引用部分が明確に区別できたうえで引用文は改変しないこと、③引用元を明記すること、などが必要です。そして少しでも内容を変更して掲載することは剽窃（ひょうせつ）となり、著作権侵害になります。
3. 教育機関でのコピー　教材として使うためのコピー
4. 教育機関での送信
5. 試験問題としてのコピーや送信
6. 非営利・無料の場合の上演等

確認問題

1．次の情報セキュリティに係る事象において、機密性、完全性及び可用性のうち、損なわれたものだけを全て挙げたものはどれか。（H29 秋期 問90）

　職場のファイルサーバにおいて、サーバ上のファイルを全て暗号化して保存していたが、サーバがウィルスに感染し、一部のファイルが削除されてしまった。ウィルスの駆除とファイルの復旧に数時間を要し、その時間は業務が行なえない状態となり、利用者に迷惑をかけてしまった。

（ア）機密性
（イ）機密性、完全性
（ウ）完全性、可用性
（エ）可用性

2．職場のPCを使用していたところ、ウィルス対策ソフトでウィルスを検出した旨のメッセージが表示された。このPCで直ちに行なうべきこととして、適切なものはどれか。（H29 秋期 問94）

（ア）PCの再起動
（イ）電子メールによる職場内への通知
（ウ）ネットワークからの切断
（エ）ファイルのバックアップ

3．情報セキュリティを脅かすもののうち、ソフトウェアの脆弱性を修正するパッチを適応することが最も有効な対策となるものはどれか。（H29 春期 問80）

（ア）総当り攻撃
（イ）ソーシャルエンジニアリング

（ウ）バッファオーバーフロー
（エ）ポートスキャン

4．企業におけるISMSの活動において、自社で取り扱う情報資産の保護に関する基本的な考え方や取り組み方を示したものはどれか。（H28 秋期 問71）
（ア）BCP
（イ）ISMS要求事項
（ウ）PDCA
（エ）情報セキュリティ方針

5．著作権法による保護の対象となるものはどれか。（H28 春期 問8）
（ア）アルゴリズム
（イ）操作マニュアル
（ウ）プログラム言語
（エ）プロトコル

6．著作者の権利である著作権が発生するのはどの時点か。（H27 秋期 問1）
（ア）　著作物を創作したとき
（イ）　著作物を他人に譲渡したとき
（ウ）　著作物を複製したとき
（エ）　著作物を文化庁に登録録したとき

7．個人情報保護法における"個人情報"だけを全て挙げたものはどれか。（H26 春期 問21）
（a）　記号や数字だけからなるハンドルネームを集めたファイル
（b）　購入した職員録に載っている取引先企業の役職と社員名
（c）　電話帳に載っている氏名と住所、電話番号
（d）　取引先企業担当者の名刺データベース

Index

【英字】

- CAD …………………………………………… 2
- CG ……………………………………………… 3
- CPU ………………………………………… 4, 6
- Ctrlキー ……………………………………… 20
- Enterキー …………………………………… 20
- Escキー ……………………………………… 20
- Excelの画面構成 …………………………… 74
- Excelの操作
  - AVERAGE関数 ………………………… 98
  - COUNTA関数 ………………………… 105
  - COUNT関数 …………………………… 105
  - DATEDIF関数 ………………………… 146
  - IF関数 …………………………………… 110
  - MAX関数 ………………………………… 99
  - MEDIAN関数 …………………………… 127
  - MIN関数 ………………………………… 99
  - MODE関数 ……………………………… 128
  - RANK.EQ関数 ………………………… 107
  - ROUND関数 …………………………… 125
  - SUM関数 ………………………………… 91
  - TODAY関数 …………………………… 145
  - VLOOKUP関数 ………………………… 148
  - アクティブセルの移動 ………………… 77
  - 円グラフの作成 ………………………… 139
  - オートフィル …………………………… 88
  - 折れ線グラフの作成 …………………… 137
  - 行の挿入 ………………………………… 89
  - 行の高さの変更 ………………………… 94
  - グラフ要素の追加と削除 ……………… 140
  - 罫線の設定 ……………………………… 84
  - 桁区切りスタイル ……………………… 82
  - 数式のコピー …………………………… 82
  - 数式の入力 ……………………………… 80
  - 絶対参照 …………………………… 81, 92
  - セルの結合 ……………………………… 95
  - セルの背景色 …………………………… 96
  - 相対参照 ………………………………… 81
  - 縦軸目盛の設定変更 …………………… 138
  - 縦棒グラフの作成 ……………………… 134
  - データの移動 …………………………… 77
  - データのコピー ………………………… 78
  - データの削除 …………………………… 79
  - 複合参照 ………………………………… 93
  - 列の挿入 ………………………………… 89
  - 列幅の変更 ……………………………… 94
- OCR …………………………………………… 10
- OMR …………………………………………… 10
- OS ……………………………………………… 13
- PostScript …………………………………… 11
- PowerPointの画面構成 ………………… 156
- PowerPointの操作
  - アウトライン表示モード …………… 158
  - 新しいスライドの挿入 ……………… 161
  - 閲覧表示モード ……………………… 158
  - 箇条書きの編集 ……………………… 164
  - 行間の変更 …………………………… 163
  - グラフの挿入 ………………………… 178
  - 図形の挿入 …………………………… 167
  - スライド一覧表示モード …………… 158
  - スライドの切り替え効果の設定 …… 181
  - スライドへの書き込み ……………… 183
  - スライドマスター …………………… 174
  - テーマの適用 ………………………… 173
  - テキストボックスの挿入 …………… 166
  - ノートの作成 ………………………… 184
  - 配布資料 ……………………………… 185
  - 標準表示モード ……………………… 158
  - 表のスタイルの変更 ………………… 169
  - 表の挿入 ……………………………… 168
  - プレースホルダー …………………… 161
  - リハーサル …………………………… 183
- Shiftキー …………………………………… 20
- SSD …………………………………………… 8
- USBメモリ …………………………………… 8
- Wordの画面構成 …………………………… 18

Wordの操作
- あいさつ文の挿入 …………………………… 45
- 網掛け ………………………………………… 36
- イラストの挿入 ……………………………… 67
- 印刷 …………………………………………… 39
- インデント …………………………………… 37
- 箇条書き ……………………………………… 37
- 行単位での選択 ……………………………… 35
- 均等割り付け ………………………………… 47
- サイズ変更ハンドル ………………………… 59
- 社外文書 ……………………………………… 42
- 社内文章 ……………………………………… 42
- 図形の挿入 …………………………………… 59
- 図のスタイル ………………………………… 61
- セルの結合 …………………………………… 52
- 段落の選択 …………………………………… 35
- 段落番号 ……………………………………… 37
- テキストボックス …………………………… 63
- 表の挿入 ……………………………………… 51
- 付記 …………………………………………… 43
- 複数範囲の選択 ……………………………… 35
- ページ設定 …………………………………… 27
- 本文 …………………………………………… 42
- 前付け ………………………………………… 42
- 文字単位での選択 …………………………… 35
- ワードアートの挿入 ………………………… 68

【あ行】
- 新しいシート ………………………………… 75
- 安全性 ………………………………………… 188
- 英数字入力 …………………………………… 22
- オープンソース ……………………………… 14

【か行】
- カタカナ入力 ………………………………… 21
- 可用性 ………………………………………… 188
- キーボード ………………………………… 4, 8
- 記号入力 ……………………………………… 22

- 機密性 ………………………………………… 188
- 行番号 ………………………………………… 75
- クイックアクセスツールバー ………… 19, 75, 157
- 個人情報 ……………………………………… 191
- コンピュータの5大装置 ……………………… 4

【さ行】
- 最小化ボタン ………………………………… 19
- 最大化ボタン ………………………………… 19
- 削除キー ……………………………………… 20
- 産業財産権 …………………………………… 192
- シート見出し ………………………………… 75
- シェアウェア ………………………………… 14
- ジョイスティック ……………………………… 9
- 情報資産 ……………………………………… 188
- 情報セキュリティ …………………………… 188
- 情報セキュリティーポリシー ……………… 189
- 情報モラル …………………………………… 190
- ショートカットキー ………………………… 79
- 数式バー ……………………………………… 75
- スーパーコンピュータ ………………………… 2
- ズーム ……………………………………… 19, 75, 157
- スキャナ ……………………………………… 10
- ステータスバー ……………………………… 19
- スペースキー ………………………………… 20
- 操作アシスト ……………………………… 19, 75, 157
- ソースコード ………………………………… 14
- ソフトウェア ………………………………… 13

【た行】
- タッチパネル …………………………………… 9
- 知的財産権 …………………………………… 191
- 著作権 ………………………………………… 192
- ディスプレイ ……………………………… 4, 12
- 手書き入力 …………………………………… 23
- デジタルカメラ ……………………………… 10
- テンキー ……………………………………… 20
- 閉じるボタン ………………………………… 19

トラックパッド……………………………………9
トラックボール……………………………………9

【な行】

名前ボックス……………………………………75
ナムロックキー…………………………………20
入力モード………………………………………21

【は行】

バーコードリーダー……………………………10
パーソナルコンピュータ…………………………3
ハードウェア………………………………………4
ハードディスク………………………………4, 7
バックスペースキー……………………………20
半角／全角キー…………………………………20
汎用コンピュータ…………………………………2
光ディスク…………………………………………7
表示ボタン………………………………………19
ファイル管理……………………………………25
［ファイル］タブ……………………………19, 75
ファンクションキー……………………………20

フリーソフト……………………………………14
プリンタ………………………………………4, 11
プリンタドライバ………………………………11
ページ記述言語…………………………………11
変換………………………………………………24
方向キー…………………………………………20
保存………………………………………………24

【ま行】

マイクロコンピュータ……………………………3
マウス…………………………………………4, 9
メインフレーム……………………………………2
メモリ…………………………………………4, 6
メモリカード………………………………………7

【ら行】

リボン………………………………19, 75, 157
列番号……………………………………………75

【わ行】

ワークステーション………………………………2

■Lesson 1 と Lesson 15 の確認問題の解答

1章
　1．ア　　2．エ　　3．イ　　4．イ　　5．エ　　6．ア

15章
　1．ウ　　2．ウ　　3．ウ　　4．エ　　5．イ　　6．ア　　7．エ

■ **著者**

森 由紀（もり ゆき）

1991年筑紫女学園短期大学国文科卒業，2014年産業能率大学情報マネジメント学部現代マネジメント学科卒業。.com Master，情報処理技術者初級システムアドミニストレーター，マイクロソフトオフィシャルトレーナー（MOT），ジョブカード・キャリアコンサルタントを取得。現在，日本経済大学専任教員として，情報リテラシー基礎A，同B，Webサイト作成A，同Bなどの授業を担当。視覚的な教材を取り入れることで興味・関心をもたせて理解を促す講義を実施している。

■ **監修者**

中村 健壽（なかむら けんじゅ）

1969年明治大学大学院博士課程修了，2007年静岡文化芸術大学教授，川崎医療福祉大学教授を歴任。現在は，静岡県立大学名誉教授，日本医療秘書実務学会名誉会長。主な著書（共著・監修）として，『医療秘書概論・実務 医療情報処理学 医療関係法規概論』（メヂカルフレンド社／日本医師会），『医療事務職員のためのコミュニケーション・スキル』（西文社），『医師事務作業補助-実務の手引き』（西文社），『現代医療秘書-役割と実務』（西文社），『新しい時代の秘書ビジネス論』（紀伊国屋書店）など。

- ● 本書についての最新情報，訂正，重要なお知らせについては下記Webページを開き，書名もしくはISBNで検索してください。ISBNで検索する際は-（ハイフン）を抜いて入力してください。
  https://bookplus.nikkei.com/catalog/
- ● 本書に掲載した内容についてのお問い合わせは，下記Webページのお問い合わせフォームからお送りください。電話およびファクシミリによるご質問には一切応じておりません。なお，本書の範囲を超えるご質問にはお答えできませんので，あらかじめご了承ください。ご質問の内容によっては，回答に日数を要する場合があります。
  https://nkbp.jp/booksQA

医療従事者のための情報リテラシー　第2版

2015年1月13日	初版第1刷発行
2018年4月9日	第2版第1刷発行
2024年4月5日	第2版第7刷発行

著　者	森　由紀
監　修	中村　健壽
発行者	中川　ヒロミ
編　集	田部井　久
発　行	日経BP 東京都港区虎ノ門4-3-12　〒105-8308
発　売	日経BPマーケティング 東京都港区虎ノ門4-3-12　〒105-8308
装　丁	コミュニケーション アーツ株式会社
DTP制作	クニメディア株式会社
印刷・製本	図書印刷株式会社

本書の例題または画面で使用している会社名，氏名，他のデータは，一部を除いてすべて架空のものです。

本書の無断複写・複製（コピー等）は著作権法上の例外を除き，禁じられています。購入者以外の第三者による電子データ化および電子書籍化は，私的使用を含め一切認められておりません。

© 2018 Yuki Mori
ISBN978-4-8222-5343-1　　　　　　　　　　　　　　　　　　　　Printed in Japan